国家卫生健康委员会"十三五"规划教材

全国高等学校教材 | 供听力与言语康复学专业用

康复听力学

U0644304

主　编　龙　墨

副主编　孙喜斌　陈雪清

编　者　（以姓氏汉语拼音为序）

陈雪清（首都医科大学附属北京同仁医院）

陈振声（中国残疾人辅助器具中心）

刀维洁（中国听力语言康复研究中心）

杜巧新（中国听力语言康复研究中心）

郭倩倩（首都医科大学附属北京同仁医院）

孔　颖（首都医科大学附属北京同仁医院）

李　明（上海中医药大学附属岳阳中西医结合医院）

李晓璐（南京医科大学第一附属医院）

梁　巍（中国听力语言康复研究中心）

刘里里（中国听力语言康复研究中心）

龙　墨（中国听力语言康复研究中心）

卢晓月（中国听力语言康复研究中心）

孟　超（首都医科大学附属北京同仁医院）

苗　艳（中国听力语言康复研究中心）

孙喜斌（中国听力语言康复研究中心）

杨　影（滨州医学院）

主编助理　刘里里（中国听力语言康复研究中心）

人民卫生出版社

·北　京·

图书在版编目（CIP）数据

康复听力学 / 龙墨主编. -- 北京 ：人民卫生出版社，2025. 2. -- ISBN 978-7-117-37511-5

Ⅰ. R764. 430. 9

中国国家版本馆 CIP 数据核字第 2025M5V229 号

| 人卫智网 | www.ipmph.com | 医学教育、学术、考试、健康，购书智慧智能综合服务平台 |
| 人卫官网 | www.pmph.com | 人卫官方资讯发布平台 |

康复听力学
Kangfu Tinglixue

主　　编：龙　墨

出版发行：人民卫生出版社（中继线 010-59780011）

地　　址：北京市朝阳区潘家园南里 19 号

邮　　编：100021

E - mail：pmph @ pmph.com

购书热线：010-59787592　010-59787584　010-65264830

印　　刷：北京印刷集团有限责任公司

经　　销：新华书店

开　　本：787 × 1092　1/16　印张：10

字　　数：218 千字

版　　次：2025 年 2 月第 1 版

印　　次：2025 年 3 月第 1 次印刷

标准书号：ISBN 978-7-117-37511-5

定　　价：69.00 元

打击盗版举报电话：**010-59787491**　**E-mail：WQ @ pmph.com**

质量问题联系电话：**010-59787234**　**E-mail：zhiliang @ pmph.com**

数字融合服务电话：**4001118166**　**E-mail：zengzhi @ pmph.com**

出版说明

为了深入贯彻教育部《国家中长期教育改革和发展规划纲要（2010—2020 年）》和卫生部《国家医药卫生中长期人才发展规划（2011—2020 年）》，加快落实全国卫生与健康大会精神和《"健康中国 2030"规划纲要》，满足人民日益增长的听力言语康复的健康需求，我国听力与言语康复学专业学科发展和人才培养迫在眉睫。2012 年教育部正式设立了听力与言语康复学专业（101008T）并将其纳入《普通高等学校本科专业目录》，这标志着听力与言语康复学教育事业步入了更加正规化的发展模式。2015 年人力资源和社会保障部将"听力师"作为职业资格纳入了《中华人民共和国职业分类大典》，这标志着"听力师"将成为正式的国家职业需求。按照全国卫生健康工作方针、医教协同综合改革精神，以及传统媒体和新兴媒体深度融合发展的要求，通过对本科听力与言语康复学专业教学实际情况全面、深入而详细的调研，人民卫生出版社于 2016 年启动了全国高等学校本科听力与言语康复学专业第一轮规划教材的编写，同时本套教材被纳入国家卫生健康委员会"十三五"规划教材系列。

我国的听力与言语康复学专业教育历经二十余载的努力和探索，发展出了一条具有中国特色的听力与言语康复学专业人才培养道路。本套全国高等学校本科听力与言语康复学专业第一轮规划教材的启动，对于我国听力与言语康复学高等教育，以及听力与言语康复学专业的发展具有里程碑式的意义，对促进人民群众听力和言语康复健康至关重要，可谓功在当代、利在千秋。

本轮教材坚持中国特色的医学教材建设模式组织编写并高质量出版，即根据教育部培养目标、国家卫生健康委员会用人要求，由国家卫生健康委员会领导，部委医教协同指导，中国高等教育学会医学教育专业委员会组织，相关教材评审委员会论证、规划和评审，知名院士、专家、教授指导、审定和把关，各大院校积极支持参与，专家教授认真负责编写，人民卫生出版社权威出版的八大环节共筑的中国特色医药教材建设体系，创新融合推进我国医药学教材建设工作。

全国高等学校本科听力与言语康复学专业第一轮规划教材的编写特点如下：

1. 深入调研，顶层设计 本套教材的前期调研论证覆盖了全国 12 个省区市，20 所院校、医院和研究机构（涵盖 9 所招生院校，1 所停招生院校和 1 所拟招生院校），同时我们通过查阅文献政策和访谈专家院士形式，调研了听力与言语康复学专业教育体系较成熟的欧美国家现状。调研论证结果全面展现了我国听力与言语康复学专业学科发展现状、水平和质量，以及人才教育培养的理念、模式和问题，为全面启动并精准打造我国本专业领域首轮高质量规划教材奠定了基础。

2. 权威专家,铸造原创 本套教材由知名院士领衔,编写团队由来自 16 所院校单位的 14 名主编、18 名副主编和 183 名编者组成。主编、副主编和编者均为长期从事一线教学和临床工作的听力学和言语康复学领域的著名专家,经历了 2 年的编写,其间反复审稿、多次易稿,竭力打造了国内第一套原创性和学术价值极高的、总结丰富教学成果的本科听力与言语康复学专业教材。

3. 多次论证,优化课程 经与国内外专家多次论证,确定了本轮教材"11+2"的核心课程体系,即 11 本理论教材和 2 本实训教材。11 本理论教材包括:①《听力学基础》介绍物理声学、听觉解剖生理和心理声学的听力学理论知识;②《耳鼻咽喉疾病概要》介绍听力与言语康复学相关的耳鼻咽喉疾病;③《诊断听力学》介绍 8 项听力学与前庭功能检测技术;④《儿童听力学》介绍儿童听觉言语发育、评估技术和听力康复内容;⑤《康复听力学》介绍成人和儿童听觉言语康复训练相关内容;⑥《助听器与辅听设备》介绍助听器与辅听设备的原理和验配技术;⑦《人工听觉技术》介绍人工耳蜗、人工中耳等人工听觉技术;⑧《宏观听力学与市场营销学》介绍听力学相关宏观政策和市场营销内容;⑨《言语科学基础》介绍言语科学、语音学、语言学相关理论;⑩《言语康复学》介绍 9 项言语康复技术;⑪《语言康复学》介绍语言康复学相关理论和技术。2 本实训教材包括:①《听力学实训教程》介绍听力学和前庭功能检查实操技术,含操作视频;②《言语语言康复实训教程》介绍言语康复和语言康复的实操技术,含操作软件。

4. 夯实理论,强化实践 严格按照"三基、五性、三特定"原则编写教材。注重基本知识、基本理论、基本技能;确保思想性、科学性、先进性、启发性、适用性;明确特定目标、特定对象、特定限制。

5. 整体规划,有机融合 本轮教材通过调整教材大纲,加强各本教材主编之间的交流,进行了内容优化、相互补充和有机融合,力图从不同角度和侧重点进行诠释,避免知识点的简单重复。

6. 纸数融合,服务教学 本轮教材除了传统纸质部分外,还构建了通过扫描教材中二维码可阅读的数字资源。全套教材每章均附习题,2 本实训教材附实操视频和软件,供教师授课、学生学习和参考用。

7. 严格质控,打造精品 按照人民卫生出版社"九三一"质量控制体系,编写和出版高质量的精品教材,为行业的发展形成标准和引领,为国家培养高质量的听力与言语康复学专业人才。

全国高等学校本科听力与言语康复学专业第一轮规划教材系列共 13 种,将于 2025 年全部出版发行,融合教材的全部数字资源也将同步上线,供教学使用。希望各位专家学者和读者朋友多提宝贵意见和建议,以便我们逐步完善教材内容、提高教材质量,为下一轮教材的修订工作建言献策。

全国高等学校听力与言语康复学教材
评审委员会

主 任 委 员　韩德民

副主任委员　高志强　吴　皓

委　　　员（以姓氏笔画为序）

万　萍　王　硕　王永华　龙　墨　刘　莎

刘　博　应　航　张　华　郑亿庆　单春雷

郗　昕　席艳玲　黄治物　黄昭鸣

秘 书 长　刘　博　刘红霞

秘　　　书　王　硕　余　萌

教材目录

序

听力和言语语言功能是人类生命历程中最重要的不可或缺的生理功能。在漫长的社会进化过程中，人类在与各种疾病的抗争中，对听力和语言的认知已经有了丰富积累，形成了专门学问，构成了知识传承的基石。

近百年来，社会学、生物学、临床医学专家在听力学与言语语言学以及相关康复学研究方面做了大量工作，逐渐形成了比较系统的专业理论知识。深刻理解健康人听力与言语语言功能在社会生活中的重要意义，才会对相关疾病带来的危害有正确的认知。

进入新世纪，在国家由温饱型社会向小康社会的发展进程中，在卫生与健康领域，维系健康、防病治病成为健康中国建设的重要任务。良好的听力与言语语言功能作为健康的核心标志，其重要性有了新的提升。

为适应社会的飞速发展，满足人民群众日益增长的医疗健康服务需求、满足医学人才教育、健康普及以及防病治病的客观需求，似乎被纳入边缘学科的听力与言语康复学，作为规划教材中不可缺少的重要组成呼之欲出。

在人民卫生出版社的统一组织安排下，我国首套听力与言语康复学专业教材编撰工作正式启动。我们整合了国家听力与言语康复学领域最有代表性的百余位专家，希望从听力学和言语康复学两个方面，完成这个具有历史意义的系列规划教材撰写任务。

作为一项世纪工程，听力与言语康复学专业 13 本教材代表了国家当今在该领域科研、临床、教学的最高水准。撰写中，专家们不仅注重了历史传承，而且注重了当今科学技术进步对学科发展的巨大影响，更关注了今后发展的大趋势，是一套具有时代特点的国家规划教材。希望这套新教材的出版发行，在国家听力与言语康复的标准化体系建设中，像一面高高飘扬的旗帜，带领学科进步，引领时代发展。

新时代新发展，大数据、互联网、人工智能带来的新技术、新手段、新方法不断涌现。这套教材力求尽善完美，要求内容客观准确，囊括时代进步的完整知识结构，然而美中不足的感觉时隐时现，挥之不去，也许会留有缺憾。好在再版还有机会，尽善尽美的追求永远在路上……

韩德民

2019 年 9 月

前　言

康复听力学同诊断听力学一样，属于临床听力学的研究范畴。诊断听力学是以主观听力测试、客观听力测试等手段对听力损失程度及性质进行诊断和鉴别诊断。康复听力学是以听力障碍、耳鸣、眩晕的康复为目的的应用学科，与诊断听力学相辅相成，其研究内容包括听力障碍早期干预、听力补偿、听力重建，听力语言及耳鸣、眩晕的康复及其效果评估等内容。虽然助听器及其辅听设备、人工听觉技术均属于康复听力学的主要内容，但鉴于本套全国高等学校本科听力与言语康复学专业第一轮规划教材的顶层设计已专设《助听器与辅听设备》和《人工听觉技术》两册教材，并在其中进行详细论述，本教材重点讨论听力障碍人群经过听力补偿及重建后的听力语言康复，耳鸣、眩晕的康复及其效果评估。

本教材是国内首次为全国高等学校本科听力与言语康复学专业编写的规划教材。与其他的教育和学科发展相对成熟者相比，听力与言语康复学在我国尚属新兴学科，需要借鉴国内外理论和实践经验不断完善，对于不足和欠缺的地方还望得到理解和指正。感谢所有参与本书编写的人员和人民卫生出版社，感谢中国听力语言康复研究中心的刘里里在编写过程中给予的支持和帮助。

感谢白涛、刘丞、张璐、刘鹏利为本书第六章图片拍摄所提供的帮助。

龙　墨

2025 年 3 月

目　录

目　录

第一章 概 论

本章目标

1. 掌握康复听力学相关基本概念。
2. 熟悉康复听力学发展趋势。
3. 了解我国康复听力学领域现状。

康复听力学属于临床听力学的研究范畴。临床听力学的研究范畴包括诊断听力学和康复听力学，诊断听力学是以纯音测听、声导抗测试、耳声发射测试、听觉诱发电位测试、言语测听等为手段对听力损失程度及性质进行诊断和鉴别诊断的学科，为言语语言障碍提供诊断和处理建议，为法律听力学范畴的听力鉴定、评残、赔偿及救助等提供参考意见，为听力补偿及听力重建等听觉康复方案的制定和选择提供依据。康复听力学的研究内容包括听力障碍的早期干预、听力补偿、听力重建、听觉训练、语言学习及康复效果评估、耳鸣康复和前庭康复等内容。

第一节 康复听力学发展概况

一、我国康复听力学领域现状

（一）我国康复听力学需求

2006 年第二次全国残疾人抽样调查结果显示，我国单纯听力残疾人数量为 2 004 万人，加上多重残疾人群中不同程度的听力残疾 776 万人，总计为 2 780 万人，占我国各类残疾人总数的 33.51%。其中 0～6 岁有 13.7 万人，0～17 岁有 58.1 万人，其余均为成人及老年人。我国听力残疾现患率为 2.11%。与 1987 年第一次全国残疾人抽样调查结果相比，我国听力残疾人数总量和现患率呈上升趋势。听力残疾增长如此迅速，可能与全球人口老龄化加速、老年人相应致残因素增加以及听力残疾评定标准的更新等因素有关。

根据第二次全国残疾人抽样调查数据，我国听力残疾人群显示出以下主要特点：①听力残疾现患率随着年龄增长而增加，听力残疾人中 60 岁以上老年人所占比例最高；②听力残疾在老年人中以轻中度听力障碍居多，在儿童中以重度、极重度听力损失居多；③听力残疾城市现患率为 1.79%，农村现患率为 2.27%，农村听力残疾发生危险性是城市的 1.27 倍；④0～6 岁人群除不明原因外的听力残疾主要致残原因依次为遗传、母亲妊娠期病毒感染、新生儿窒息、中毒性聋、中耳炎等；60 岁及以上人群听力残疾主要致残原因依次为老年性聋、中耳炎、全身性疾病、噪声性 / 爆震性 / 中毒性聋等；⑤遗传因素、药物中毒、传染性疾病、母亲妊娠期病毒感染、早产和低出生体重及新生儿窒息导致的听力残疾以一级听力残疾和二级听力残疾居多，老年性聋、噪声性聋、中耳炎、全身性疾病及高胆红素血症以三级听力残疾、四级听力残疾居多；⑥在康复需求方面，居前三位的需求是听力辅助器具、医疗服务与救助和贫困残疾人救助与扶持。听力障碍儿童对听觉言语康复及相关教育康复服务有较高的需求；成人及老年听力障碍者听觉的康复需求量较大，但接受听觉康复服务率偏低，农村比城市更低，总体不足 8%。

（二）听力语言康复起步与发展

听力障碍儿童教育起源于 19 世纪末。1887 年，美国传教士米尔斯（Mills）夫妇在山东烟台创办的聋哑学校，是我国历史上第一所聋哑学校。我国从新中国成立初期的 34 所聋哑学校，到现在发展为近千所，为我国的听障儿童教育事业做出了重要贡献。20 世纪 80 年代，随着电子工业及助听技术的快速发展，世界各品牌助听器、人工耳蜗及听力检测设备纷纷引入我国，推动了我国康复听力学技术快速发展，同时听力障碍儿童的早期干预、医教结合等现代康复理念得以广泛传播。1983 年，我国第一所听力障碍儿童康复机构——中华聋儿听力语言训练中心（随后依次更名为中国聋儿康复研究中心、中国听力语言康复研究中心）成立。1988 年，听力障碍儿童康复作为抢救性康复工程纳入《中国残疾人事业五年工作纲要》，由中国残疾人联合会、卫生部、教育部等相关政府部门共同组织实施。此后，与我国残疾人事业发展规划配套，连续制订了"八五""九五""十五""十一五"全国听力障碍儿童康复实施方案，我国听力障碍儿童康复事业发生了历史性变化。听力障碍儿童通过助听器验配和人工耳蜗植入，进行早期干预实现听觉言语康复，已成常态工作。

听力障碍儿童康复具有抢救性意义。我国每年有十余万听力障碍儿童得到不同程度康复。部分地区基本实现了听力障碍儿童免费康复，国家已将残疾儿童康复纳入制度化救助体系。同时，康复受益面从儿童到成人逐年扩大，越来越多的贫困成年人被纳入政府救助体系，免费得到助听器及康复指导，听力语言康复工作成效显著。

二、康复听力学发展趋势

（一）早期干预推动康复模式转变

新生儿听力筛查技术和现代助听设备的普及使听力障碍儿童早期干预技术日益成熟，早期干预的效果更加显现。新生儿听力筛查一般分为初筛和复筛两个阶段，初筛一般在出生 48h 至出院前完成。未通过或漏筛的要求在 42 天内进行复筛。复筛仍未通过者要转诊到诊断中心在出生 3 个月内进行确诊。一旦被确诊为永久性听力损失要在出生 6 个月以内采取早期干预措施。听力障碍儿童的早期干预，得益于我国妇幼卫生系统已经把新生儿听力筛查列为工作规范在全国实施。

依据《全国妇幼卫生年报》数据（2015 年），全国新生儿听力筛查率从 2008 年的29.9% 逐年提高到 2015 年的 83.9%。早期干预使听力障碍儿童几乎与听力健康儿童同步发展。在此前提下，听力障碍儿童康复模式正逐步从传统的训练模式向全面发展模式、从以机构为中心的帮扶模式向以家庭为中心的模式转变。强调在自然的、有意义的交流环境中帮助听力障碍儿童发展听觉、言语能力。强调发挥家长在听力障碍儿童康复中的作用，康复教师承担对孩子评估、对家长指导的职能。

（二）科技创新促进辅听设备更新换代

随着信号处理技术、电子技术的发展和新材料、新工艺的研发，助听器越来越小型化，具有全数字、智能化、语谱提升、音节降噪、动态麦克风匹配、多通道可调、小声 / 中声 / 大声压缩比的设定、移频、转频、风噪处理、音频电话输入等功能，给听力障碍者更多的选择，以满足不同听力障碍者的个性化需求。助听器的验配调试技术也在不断改进，助听器可以通过手机或平板电脑，依据使用者的需要进行调试，缩短助听器的适应期，快速达到助听效果优化水平。人工耳蜗的编码策略，信号处理技术，植入体小型化，植入电极的改进及全植入式的研发，脑干植入技术的应用为极重度听力损失及耳蜗畸形、听神经异常的听力障碍者带来福音。人工听觉技术的进步将为听力障碍者提供更好的听力解决方案，获得良好听力补偿或重建效果，促进听觉言语能力的发展。

（三）建立筛查诊断干预联动机制实现早期干预

早期干预是一项多学科跨部门合作的系统工程，是一个地区乃至一个国家的健康行动，这就需要早期干预支持体系和技术体系的有机结合才能得以实现。以往卫生系统关注的是新生儿听力筛查、诊断，中国残疾人联合会为主导的康复系统关注的是听觉言语康复，如果二者没有建立密切的工作联动机制，筛查、诊断与康复安置、康复救助脱节，听力障碍儿童家庭就不能及时得到科学、系统、规范的救助和康复服务。建立联动机制，是实现听力筛查、诊断、康复一体化服务的保证。支持体系的建立要依托相关部门密切合作，明确职责与工作流程。技术体系的建立要靠妇幼保健医院听力诊断中心及康复机构的密切合作，专业技术人员和社区康复员及家长负责具体实施。总体看来，目前早期干预工作在我国仍处于初级阶段。2013 年中国残联办公厅和卫生计生委办公厅联合颁发了《0～6 岁儿童残疾筛查工作规范》（残联厅发〔2013〕8 号）文件，该"规范"强调加强部门间的合作，建立 0～6 岁儿童残疾早期筛查、治疗和康复工作机制，完善听力障碍儿童从筛查、诊断到社区家庭康复工作的支持体系和技术体系，文件的出台为推进早期干预在我国的快速发展提供了政策保证。

（四）家庭社区康复提升早期干预效果

早期干预离不开家庭康复，如何做好家庭康复应关注以下要点：

1. 听能管理常态化　助听器或人工耳蜗等助听设备为听觉康复训练提供了重要基础，但这只是第一步，助听效果是否得到优化是关键。只有助听效果好，听力障碍者才能听得见、听得清，听觉康复训练才能顺利进行；如果助听效果不佳，听觉康复训练只能事倍功半。听力障碍儿童家长及其监护人和听力障碍者自身要通过改善家庭声学环境、每日对助听设备进行检查、在日常生活活动中随时注意听觉反应的变化等措施保证听力障碍者在一日生活中处于良好的助听状态。

2. 建立个别化家庭康复计划　听力障碍儿童在康复专业人员的指导下,以家庭为本位,强调家长和家庭其他成员在听力障碍儿童自然生长环境中的持续支持和自然示范、强化作用。突出家庭或自然生活情境下持续和延续支持听力障碍儿童听觉言语行为的培养建立和发展,依据听力障碍儿童的实际制订阶段性的康复目标,选择不同的康复策略,使其在自然生活实践中去体验和学习发展语言。

3. 重视家长及基层康复专业人员的培训　帮助家长建立健康积极的心理、建立正确康复教育观念、熟悉有关听力障碍儿童的教养与康复知识、掌握家庭康复教养技巧、改变自身的行为与习惯,提升家庭教养质量,营造有利于听力障碍儿童全面康复发展的环境与氛围。其内涵包括良好家庭环境的营造、基本生活知识和技能的培养、健康身心素质的培养、行为规范的建立、智力开发与兴趣培养、听力语言康复策略与技能的运用、行为问题的管理与纠正等,依据康复阶段不同需求有的放矢地提供指导。定期举办基层康复协调员培训班,帮助其熟悉与听力障碍相关的基本知识及国家相应救助政策,以便对辖区内听力障碍人群进行宣传和指导。

4. 以听觉言语康复为重点,注重全面发展　听力障碍儿童康复的最终目标是让儿童能平等参与社会生活。听觉言语康复是实现这一目标的重要条件,对听力障碍儿童而言,除了"能听会说"外,还需要关注其认知、情绪、行为、心理等方面的健康发展。这些发展密切相关、互相促进,有利于听力障碍儿童全面康复。

5. 听觉训练和语言训练相结合　根据听力健康儿童听力语言发展的规律可知,听是说的基础,儿童在说出第一个词之前积累了大量的听觉经验。因此,听觉训练是语言训练的基础。同时,儿童在开始学说话后,还在不断地学习听。听是说的重要前提,而说又反过来促进了听的发展。儿童的听、说能力是一起向前发展的。同样,听力障碍儿童的听觉训练和语言训练也是相辅相成的,要处理好两者之间的关系,促进听力障碍儿童更快地发展。

6. 重视评估在康复中的作用　评估是制订适宜康复目标和实施计划的基础,康复过程中的动态评估有助于监控康复效果,还能帮助调整康复目标和计划。因此,家长一方面要积极配合听力师、康复人员对听力障碍儿童进行各项评估;另一方面要学会如何填写评估问卷,准确反映听力障碍儿童在日常生活中的听觉语言发展情况。

(五)平等参与共享教育

康复理念的进步和技术条件的改善为听力障碍儿童全面发展创造了机遇。20 世纪 70 年代以来,特殊教育出现回归主流的趋势。近些年,融合教育、随班就读更成为大家普遍接受的理念。我国《中华人民共和国残疾人保障法》《中华人民共和国残疾人教育条例》等相关法律、政策明确要求要保障残疾人平等接受教育及就业的权利。美国《残疾人教育法》要求残疾儿童最大限度地和非残疾儿童一起接受教育。我国特殊教育改革也在积极倡导医教结合,在普通学校建立资源功能教室为残疾儿童进入普通学校学习创造条件。通过不断加大教育、就业培训，使更多的听力障碍儿童和听力健康人群一样接受教育，平等参与社会。

（六）关注成人听力语言康复的发展

成人听力语言康复的对象指年满18周岁的听力语言障碍者，其中60岁以上老人占绝大多数。听力障碍儿童因具有抢救性意义受到格外重视，其次是处于求学、工作年龄段的成年人。而老年人由于多种原因，助听设备配戴率及康复需求明显低于儿童及在职成人。从事听力服务的专业队伍水平参差不齐，对成人听力语言康复咨询指导不足，也是导致成人，特别是老年人对改善听力需求不高的原因之一。但随着我国对残疾人帮扶政策的加强、人民经济情况的改善、对生活质量要求的提高、对爱耳护耳知识的了解等，越来越多的老年人也逐步开始重视听力改善问题，希望通过康复提高其生活质量。

导致成人听力障碍的原因较多，对于绝大多数难以恢复的感音神经性听力障碍者而言，验配助听器是最主要的听力补偿方式之一。但多数听力障碍成人属于语后聋，曾经有过语言，对使用助听设备的期望值较高，因此，在对成人进行服务时，需要更多的耐心解释工作，包括介绍听力障碍的成因、如何更有效地防止听力损失加重、助听器的工作原理、如何度过验配后的适应期、如何在家人及周围朋友的帮助下进行康复训练、如何树立正常的期望值、如何使用维护助听设备等。

成人听力语言康复同样需要定期评估，针对出现的问题进行个性化的指导及康复训练。

（七）前庭康复研究进展

前庭康复（vestibular rehabilitation）是指通过一系列训练，刺激前庭功能障碍患者的半规管和耳石器，通过前庭代偿机制，"少量多次"对其进行适应性生理和心理训练，帮助其缓解眩晕症状。

康复前，要询问病史，并进行必要的查体，评估患者的前庭功能。再根据病情，为前庭功能障碍患者制订个性化的训练方案，提高其前庭觉、体感觉和视觉功能，改善平衡能力。

前庭康复训练后，需要进行效果评估，本书主要介绍了量表评估、平衡站立测试和步态评估三种方法。

（八）耳鸣康复研究进展

耳鸣康复以适应耳鸣为第一目标，采用包括耳鸣咨询（交流解惑）、声治疗、对症治疗等多种措施并用的方法。

耳鸣康复的步骤：①耳部及与耳鸣相关部位的检查；②耳鸣咨询交流和解惑；③声治疗；④对症疗法；⑤对于病因不明确的、病因明确但久治不愈的、病因明确但治愈后仍遗留急慢性严重耳鸣的患者，应该采取综合疗法方案积极处理；⑥耳鸣伴有听觉过敏患者在康复过程中首先治疗听觉过敏，因其在治疗上尚无药物可选，但可利用声治疗来进行"脱敏"治疗，疗效很好；⑦伴有中重度及以上听力损失的严重耳鸣患者，建议助听器验配或人工耳蜗植入治疗措施；⑧上述各康复方法适用于主观特发性耳鸣，同样也适用于客观性耳鸣，目的是促使患者尽快接受并适应耳鸣而得到康复。

第二节　康复听力学相关术语

1. 听力障碍　听力障碍（hearing handicap）指各种原因导致听敏度下降、听阈升高、听功能障碍甚至听力丧失。听力损失是指人耳在某一频率的听阈比正常听阈高出的分贝数。听力损失可分为暂时性和永久性两种。听力障碍是指听力损失导致听不清或听不到周围环境声及言语声，不同程度地影响日常生活及社会参与。

2. 听力残疾　听力残疾（hearing disability）指各种原因导致双耳不同程度的永久性听力障碍，听不到或听不清周围环境声及言语声，以致影响其日常生活和社会参与。

3. 言语残疾　言语残疾（speech disability）是指各种原因导致的不同程度的言语障碍，经治疗 1 年以上不愈或病程超过 2 年，不能或难以进行正常的言语交往活动。

4. 听觉康复　听觉康复（auditory rehabilitation）是以听力补偿和 / 或听力重建为基础，通过循序渐进的听觉训练，促进听力障碍者听觉功能的恢复与发展，解决听清楚的问题。听觉康复循序渐进分为四个阶段，即听觉察知、听觉分辨、听觉识别和听觉理解。

5. 语言学习　语言学习（language learning）指个体学会使用语言进行交际的过程，包括一系列声音或符号及其约定俗成意义的识别、再认和重现，对语法规则的理解即对使用语言必需的动作技能（如发音，书写等）的掌握。语言学习中包含语言练习、语言训练等内容。

6. 听力语言康复　听力语言康复（hearing and speech rehabilitation）是听力障碍者在使用助听设备的基础上，通过评估和设备调试，使其听力补偿或听力重建效果得到优化，并进行长期的听觉训练及语言学习，不同程度地获得了自主运用听觉言语交流的能力，通过听说交往参与学习、生活及社会活动。

7. 听能管理　儿童的听能管理（hearing management）是以听力师为主导，通过听力师、康复教师及听力障碍儿童家长 / 监护人三方协同合作，对听力障碍儿童的助听效果及其所处的声学环境进行动态观察和主动评估。通过有效的听力服务使听力障碍儿童的听觉处于优化状态。对于成人听力障碍者，同样需要综合听力师的指导、听力障碍者自身的感受、家人及周围人的观察及定期随访确保其听觉处于最佳状态。

8. 全面康复　听力障碍儿童全面康复（comprehensive rehabilitation）指在整个康复过程中坚持以医教结合为基础，以听力补偿及听力重建为手段，以康复评估为导向，解决其特殊需要帮助的问题，同时兼顾听力健康儿童发展过程中的所有需求，制订完整的教育康复方案并组织实施，全面提高听力障碍儿童听觉、言语、认知及适应社会、参与社会的能力。

9. 耳鸣康复　耳鸣康复（tinnitus treatment）指采用耳鸣咨询、声治疗和对症治疗等综合措施，以适应为首要目标的耳鸣康复方法，也是耳鸣治疗的基本策略。

10. 前庭康复　前庭康复（vestibular rehabilitation）指通过一系列训练刺激前庭功能障碍患者的半规管和耳石器，通过前庭代偿机制，"少量多次"对其进行适应性生理和心理训练，帮助其缓解眩晕症状。

11. 社区康复　社区康复（community-based rehabilitation）是社区发展计划中的一项康复策略，其目的是使所有残疾人享有康复服务，实现机会均等、充分参与的目标。社区康复的实施要依靠残疾人、残疾人亲友、残疾人所在的社区以及卫生、教育、劳动就业、社会保障等相关部门的共同努力。

12. 康复听力学　康复听力学（rehabilitative audiology）是以永久性听力障碍者为研究对象，以早期干预为起点，听力补偿及听力重建为手段，以康复评估为导向，通过听觉训练及语言学习，促进其听觉功能恢复与发展，提高听觉言语沟通能力的一门科学。

（龙　墨　孙喜斌　刘里里　杨　影）

扫一扫，测一测

第二章 听力障碍儿童听力语言康复

本章目标

1. 掌握不同阶段听力障碍儿童康复训练的主要内容和基本技巧,听力障碍儿童听能管理的主要工作内容,常见的心理问题和疾病,家庭康复指导的方法。

2. 熟悉听力障碍儿童康复训练的主要策略与注意事项,听能管理团队的成员及其职责。

3. 了解听力障碍儿童听力语言康复的宏观性原则与实施的细则要求、模式分类和各自模式特点。了解不同阶段听力障碍儿童的特点和康复效果的影响因素,听力障碍儿童听能管理的概念和目的,心理评估的目的和原则,心理干预的方法,家庭康复的原则、内容和方法。

听觉是人类感知世界,学习言语、语言、阅读和发展认知能力的最有效途径。儿童处在身心发展的关键时期,听力障碍严重损害儿童的言语、语言功能。特别是先天性听力障碍对其发展的影响远远不局限于此,还会影响着儿童认知、情感、个性,以及社会性的发展。对脑发展的研究显示,儿童的聆听不同于成人的聆听,原因有二:其一,人类听觉中枢结构的全面成熟期大致在 15 岁左右,15 岁以下的儿童还不可能形成一个完整成熟的听神经系统,达到最佳的聆听功能状态;其二,儿童还没有积累起像成人那样填补认知间隙或信息推测所需的有益于听觉完形(auditory closure)或认知完形(cognitive closure)的多年有声语言和生活经验。因此,针对听力障碍儿童的听力语言康复不同于听力障碍成人的听力语言康复,在康复策略、技术、方法与实施环境方面,更应符合听力障碍儿童的身心发展特点与规律。

听力障碍儿童听力语言康复随着保障政策的完善,技术水平的提高呈现出不断发展的过程。从最初的"十聋九哑",到后来的"能听会说",再到"全面康复",反映出人们对什么是听力障碍儿童听力语言康复,已从原来的基于医学分类着重生理方面的差异,向后来注重生理和功能两方面的差异,再到现在着重生理、心理和发展需求的差异这样一种认识上的变化。随着人们认识观念的转变、科学技术的迅猛发展以及社会经济的发展,为听力障碍儿童听力语言康复的实现提供了殷实的基础和条件。越来越多的听力障碍儿童借助康复实现了个体潜能的激发,并为其未来的就业和谋生奠定了坚实的基础,让生命赋予了更加丰富多彩的梦想与价值。与此同时,听力障碍儿童听力语言康复的实现也大大减轻了家庭的压力和社会负担，其获得康复与发展的价值溢出效应，在更大程度上鼓舞着人们对听力障碍儿童群体的接纳，"平等、参与、共享"的理念才会真正落实到实践，这将进一步促进社会的文明与进步。

第一节　听力障碍儿童听力语言康复原则和实施细则

在听力语言康复领域，人们把一些反映听力障碍儿童听力语言康复本质、条件、过程与效果，经过验证的一般规律性命题或基本原理，与人们的认识、实践联系起来，赋予方法论意义，便使其成为听力障碍儿童听力语言康复的原则，以指导和规范人们认识与实践。康复是综合、协调地应用医学、教育、社会、职业的各种方法，使病者、伤者、残者（包括先天性残）已经丧失的功能尽快尽可能得到恢复和重建，使他们重新走向生活、重新走向工作、重新走向社会的一种社会活动。而人的复杂性、专业的复杂性和社会的复杂性就决定了康复的复杂性。因此，针对听力障碍儿童的听力语言康复原则就不可能是单一的，必须是多样的。依据原则的适用范围和广度，可以把听力障碍儿童听力语言康复原则简单地分为宏观性原则和康复实施的细则要求。

一、康复的宏观性原则

所谓宏观性原则，即指引领、组织和推进听力障碍儿童听力语言康复事业发展应坚持和贯彻的整体性原则。

（一）坚持早发现，早诊断，早干预

"早发现，早诊断，早干预"也称为"三早原则"。该原则以"关键期"理论为依托，强调人的神经发育早期存在着某个敏感阶段。如在该阶段接受特定刺激，神经功能就按预定轨迹发展。如在此阶段刺激缺失，神经发育就会受到不可逆的损害。即使在以后恢复刺激也难以弥补其发育损失。同理，听力障碍儿童在早期发育过程中存在着听力、语言能力发展的关键期。关键期内给予适当的听觉刺激，他们的听力、语言能力就会按照正常模式顺利发展。错过关键期，即使给予再多刺激，听力障碍儿童听力、语言能力也难以发展到理想水平。为此，人们通过大量临床研究进一步证实早期干预对儿童言语、语言发展的重要意义。

Yoshinaga-Itano 等研究认为，出生后 6 个月是决定听力障碍儿童干预效果的自然时间界限，听力障碍儿童的最佳干预时间应在出生后 6 个月内。据此，美国疾病控制中心制订了听力障碍儿童的早期干预方案，提倡所有婴儿在出生 1 个月内接受听力筛查，没有通过听力筛查的儿童在 3 个月内接受全面的听力评估，听觉障碍得到确认的儿童在 6 个月内接受适宜的听力与教育干预。自此，"三早原则"被具体量化为"1、3、6"原则。有关听觉神经系统的研究进一步支持了这一原则，发现大脑听觉中枢直接参与人的言语感知和语言处理，并与人的阅读能力密切相关。听觉刺激对听觉中枢发育至关重要，能够影响中枢听觉通路的神经结构。如果缺乏听觉刺激，听觉中枢将出现神经发育的异常。接受听觉刺激越早，人的中枢听觉通路发育越好，越能为儿童言语、语言学习创造条件。还有研究认

为，3 岁半以前大脑快速发育，如果听觉刺激缺失，大脑就会重组，接受视觉等信号刺激，逐步弱化听觉处理功能。20 世纪 80 年代起，耳声发射测试、听觉诱发电位测试等适宜婴幼儿的听力检查技术逐步应用于临床，新生儿听力筛查得以大规模普及，为实施听力障碍儿童早期干预奠定了坚实的技术基础。

（二）坚持医教结合，综合干预

听力障碍儿童听力语言康复涉及听力补偿（或重建）、听力语言训练、言语矫治、语言教育、学前教育等诸多方面专业技术与内容，必须坚持医教结合，综合干预。这是一项系统工程，需要由听力师、听觉口语师、言语语言康复师、学前教师等组成的多学科或跨学科团队共同参与，才能得以协调和实施。"能听会说"是听力障碍儿童康复的基本前提和基础，实现这一目标需要两方面工作保证。首先，要通过听力补偿（重建），确保听力障碍儿童听到清晰、完整的言语及环境声音，使听力障碍儿童的大脑尽早接受听觉刺激。其次，要通过有计划的教学和日常生活活动，为听力障碍儿童提供以听觉为基础的、丰富的、适宜其发展水平的口语交流机会。上述两方面需要听力师、康复教师，还有家长密切协作，共同承担，是典型的医教结合性质的工作。听力障碍儿童除了有"能听会说"的需求外，更有全面发展的需求。在实施听力干预，开展听力语言训练的同时，还必须高度重视听力障碍儿童的全面发展，通过实施全方位的学前特殊教育、言语康复、物理治疗、心理干预等服务以满足其特殊需要，才能有效地提高听力障碍儿童的全面素质和能力。

（三）坚持遵循儿童的发展规律

儿童的身心发展是康复的依据。听力障碍儿童康复的复杂性不仅在于听、说障碍本身，还在于承载障碍的主体处在幼稚的、动态的发展过程中。听力障碍儿童首先是儿童，听力障碍儿童的发展自然要受到儿童一般发展规律的制约。开展听力障碍儿童康复不能违背儿童发展的一般规律，追求速效、片面、表象的康复效果，而应把听、说能力发展放在儿童发展的整体视野中，设计康复计划，选择干预的方式、方法。

1. 必须遵循儿童听觉、言语的发展规律　儿童的听觉、言语发展具有阶段性、渐进性，有鲜明的阶段特征和递进增长的规律，新能力的获得需要建立在已有能力的基础上。

2. 必须遵循儿童的语言习得规律　儿童语言习得过程包含了对音、义、法的理解、表达以及对语言实际运用能力的掌握。儿童的语言习得是以全面、整合的方式进行的，是对语言形式、内容、运用的综合习得。学习语言需要首先掌握语言的规则，而规则的学习是通过创造和实验进行的。儿童学习语言从把握整体开始，再逐渐学会部分。即使只会说一个单词、一个音节，也不能说他们是从单词开始学习语言的。他们发出的每一个单词实际上代表一个完整的语言整体，在特定情景中表达一个完整的含义。

3. 必须遵循儿童的心理发展规律　这是因为儿童是自主建构的个体。儿童的知识产生于动作，产生于活动中的操作，而非物体。儿童的认知发展是积极主动的建构过程。儿童的心理发展可分为感知运动阶段、前运算阶段、具体运算阶段和形式运算阶段。思维经过直观行动思维、具体形象思维、抽象逻辑思维等阶段逐步走向成熟。直观行动思维和具体形象思维是婴幼儿思维的主要形式。这就决定了简单的生活活动和游戏活动是该心理发展阶段听力障碍儿童可适应和接受的活动的全部。

（四）坚持发挥家长的主导作用

家庭是大多数儿童生活的重要资源,家庭康复与机构康复不同。传统上,人们常常把家庭康复作为机构康复的辅助和补充,事实上,随着现代听力学技术不断进步,干预时间不断提前,家长越来越成为康复的第一责任人。在家庭环境下实施听力语言康复不是对听力障碍儿童进行正式的听力语言训练,而是立足日常生活,通过积极回应孩子的交流愿望,鼓励孩子在交流中对成人言语进行模仿达到康复的目的。研究认为,即使干预时间相对晚的听力障碍儿童,如3~4岁时开始接受干预的儿童,通过在实际交流中运用口语所获得的言语能力也要强于通过正式言语教学所获得的。家长在听力障碍儿童康复中扮演着不可替代的角色。家长与孩子有先天的血缘和情感联系,家庭教育有强烈的感染性、渗透性,家庭环境、家长的交流方式对听力障碍儿童的言语、语言发展有重要影响。家长的说话方式和言语丰富程度决定了儿童的语言发展水平。可见,家长作为家庭参与中最活跃的因素,对听力障碍儿童成长和发展更具特殊的意义和功能。以家长为代表的家庭参与(family involvement)正在成为听力障碍儿童早期干预实践遵循的重要原则,成为听力障碍儿童早期干预研究中日益受到关注的重点领域或热点问题。

（五）坚持促进听力障碍儿童全面发展

康复的最终目的是促进残疾人平等、全面地参与社会生活。实现这一目标需要克服功能障碍,也需要消除物理及社会环境的障碍,更需要残疾人素质全面提高。同样,听力障碍儿童要实现与听力健康儿童一样平等接受教育,全面参与社会生活的目标除了要有良好的听、说能力,还必须有健康的身心以及全面的知识、能力为支撑。只有全面发展,具备全面参与和竞争的能力,听力障碍儿童才能最终实现康复的目标。"全面发展"的康复实践必须贯彻两个基本要点:

1. "全面康复教育"的提供必须立足于听力健康儿童的成长和发展　即坚持把听力健康儿童一般发展的阶段特征、发展顺序和发展速度作为评价听力障碍儿童是否特殊、存在何种特殊以及观察儿童进步状况的参照系。只有在完全把握了听力健康儿童的一般成长和发展规律的基础上,才能较好地了解听力障碍儿童的发展潜能、不足和进步。这就要求"全面发展"的康复实践者必须了解和掌握听力健康儿童的发展规律,尤其是听力健康儿童发展的一般顺序性和阶段性特征,并始终以听力健康儿童发展标准指引"全面康复"实践的目的和方向。

2. "全面发展"的康复实施必须保证听力障碍儿童的全面发展　即所提供的康复教育既要满足听力障碍儿童共性发展需要,又要满足听力障碍儿童的特殊教育需要,并使其在满足两方面需要间达到平衡与协调。内容应涵盖健康、语言、社会、科学、艺术等五个领域,应从不同角度促进听力障碍儿童情感、态度、能力、知识、技能等方面的发展。这里所说的共性发展内容与满足特殊需要的康复内容间的平衡并非指两者在整个课程中的权重相等,而是两者的比例应依听力障碍儿童的不同需要种类和程度而变化。实践表明,特殊性越轻,特殊需要的成分越少,共性发展内容的比重越多;特殊性越重,所需的特殊康复内容和帮助越多,用于共性发展内容的课程时间越少。在对听力障碍儿童进行听力语言训练的同时,创造条件帮助其进入幼儿园接受学前教育将有力地推动听力障碍儿童的全面发展。

二、康复实施的细则要求

听力障碍儿童听力语言康复的实施主要通过听力训练、言语语言训练和早期康复教育三个领域的服务得以实现。每个领域要达成的目标不同,具体实施的任务内容与细则要求也各不相同。

(一)听力训练

听力训练是指依据儿童听觉发展规律,通过听觉评估,为听力障碍儿童制订训练计划,并加以实施的过程。其目的是最大限度地开发和利用听力障碍儿童的残余听力,尽量减少听力障碍给其带来的不良影响,养成聆听的良好习惯,培养听力障碍儿童感受、辨别、确认和理解声音的能力。具体任务内容与细则要求包括:

1. 确保最佳听能,注重听觉优先

(1)确保听力障碍儿童在非睡眠时间全程使用助听设备,并处于最优助听状态是实施听力训练的前提。

(2)在确保听力障碍儿童听力补偿效果最优的基础上,尽早培养听力障碍儿童的聆听意识和听觉反馈能力,减少或消除听力障碍儿童对视觉等辅助手段的依赖,培养听力障碍儿童借助听觉进行沟通交流的习惯。

2. 鼓励指导家长深度参与

(1)通过针对性的指导,帮助家长积极地参与到康复训练中来,使家长了解、掌握在家庭中培养孩子听觉能力的基本知识、方法。

(2)家长应和康复教师密切配合,尽量将机构训练的内容在日常生活情境中复现,对学习内容进行强化、巩固,帮助听力障碍儿童尽快掌握并能灵活运用。

3. 尊重听力障碍儿童在训练中的主体地位

(1)听力训练应多采用游戏形式。

(2)听力训练应充分考虑听力障碍儿童的个体差异,采取个别化教学的形式。

(3)选择孩子较为熟悉或感兴趣的内容进行辨听训练,采用直观有趣的游戏和教具,可以更好地吸引和维持听力障碍儿童的注意力。

4. 营造丰富而有意义的听觉刺激环境

(1)让听力障碍儿童认识多种多样的声音,切忌单调的声音,丰富其听觉经验。

(2)在家庭生活中,要注意引导孩子学会聆听,善于利用孩子感兴趣的突发事件进行随机教学。

(3)听力训练应和语言训练相结合。

5. 遵循由易到难的发展规律 听力训练是一个由易到难的过程。在实施听力训练的活动中,要根据听力障碍儿童的不同听觉发展水平,及时调整训练难度。训练的难度体现在听力训练形式、呈现的语言内容、语音特性的相似度、上下文或语境线索、聆听环境等多个方面。

（二）言语语言训练

言语语言训练的主要目的是帮助听力障碍儿童掌握正确的发音方法,理解并正确表达丰富的词汇、语句,同时掌握恰当的沟通交流技巧。在听力训练的基础上,通过有意义的互动交流,培养听力障碍儿童自主进行言语交流的习惯和能力。具体内容包括:

1. 遵循儿童言语语言发展的自然规律

（1）要营造丰富的语言刺激环境,引导听力障碍儿童产生听觉注意,强化语言听觉积累。

（2）引导、训练听力障碍儿童在各种情境下准确理解语言的意义,完成相应要求。

（3）在语音听辨和语言理解的基础上,逐步提高其言语能力、表达能力、沟通交往能力以及阅读、书写、拼音等更高级的语言技巧。

2. 创设良好的言语交流环境,立足在自然语境中通过沟通互动学习语言

（1）多利用或创设沟通情境,培养听力障碍儿童言语交流的能力。

（2）在语言训练中能积极鼓励和引导听力障碍儿童表达与交流的意识,多给予正面回馈。

3. 开展定期评估,制订明确的训练目标

（1）定期对听力障碍儿童言语、语言能力进行评估。

（2）以全面、准确的评估为基础,制订合理的言语、语言阶段发展目标,并不断修正完善。

（3）言语语言训练要与听力训练和认知训练紧密结合、共同推进。

（4）在言语语言训练中,要注重学习内容的实用性。

4. 贯彻自然学习和正规教学相互结合

（1）以言语语言训练的形式补充和强化听力障碍儿童的言语语言的学习。

（2）根据听力障碍儿童个体状况,决策自然学习和正规教学的时间比重。

5. 指导家长将训练内容融入日常生活中 康复教师在个别化训练中除了培养听力障碍儿童的听觉、言语等能力外,还要指导家长掌握相应的训练方法,帮助其在家庭生活中拓展应用。

（三）早期康复教育

听力障碍儿童听力语言康复的本质是一个以教育为目的的干预过程。因此,听力障碍儿童除了接受必要的听语功能训练外,还要同步接受早期教育。近年来,随着助听技术与设备的不断改进,越来越多听力障碍儿童能在早期获得理想的听觉言语能力,为听力障碍儿童与听力健康儿童安置在一起实施早期融合教育创造了条件,并逐步成为一种主要发展趋势。听力障碍儿童的早期康复教育应遵循幼儿园教育教学的基本原则,尽可能使听力障碍儿童获得全面的、启蒙的教育。具体任务内容与细则要求包括:

1. 尊重儿童的原则

（1）应把听力障碍儿童视为学习的主体,尊重他们的需要,激发他们的主动性,教师和家长要成为环境的创造者、儿童学习的观察者、引导者。

（2）承认每名听力障碍儿童都是一个独一无二的个体，并有其独特的个体发展模式和发展进程，早期教育应考虑儿童的个体差异性，为其提供"个体适宜性"的学习环境和活动。

2. 保教结合的原则

（1）提供均衡的饮食、充足的营养，需要每天接触阳光，进行身体运动，以及科学细致的卫生保健服务，保证听力障碍儿童身体健康发育和成长。

（2）保育和教育要相互联系，互相渗透，通过各种教育活动，养成良好的生活习惯、态度，发展听力障碍儿童的认知、情感，学习必要的知识和技能。

3. 生活化和整体性原则

（1）将听力障碍儿童一日生活的各个环节都纳入课程范围内加以整体规划和设计。

（2）重视教学、游戏活动的同时要充分挖掘生活活动和过渡环节的教育价值，把教育融入日常生活。

4. 环境育人的原则

（1）为听力障碍儿童创造一个丰富的教育环境，为其提供适宜的物质材料和充分的活动时间，让环境"会说话"，鼓励听力障碍儿童在与环境的互动中获得有益经验。

（2）注重言行举止和教养态度的榜样作用，创造听力障碍儿童与同伴、成人交往的机会，鼓励听力障碍儿童在与成人、同伴和环境的互动中获得有益经验，为其提供健康、愉快的心理环境。

5. 家园共育的原则

（1）与家庭合作，并在共同目标的驱使下形成良好的同盟。

（2）有意识挖掘儿童家庭生活中的教育资源，与家庭、社区合作，使听力障碍儿童早期教育更丰富、更有效。

（梁　巍）

第二节　听力障碍儿童听力语言康复的模式

听力障碍儿童听力语言康复模式，是基于儿童听力语言康复相关理论建立起来的，从实践出发，经概括、归纳、综合提出的较稳定的框架和程序。一般说来，康复模式较为概括、抽象，而康复方法则较为实在、具体。一种相对稳定、卓有成效的康复模式常常会运用到多种康复方法；一种长期稳定使用的康复方法，如有明显的排他性特征，则可形成某种康复模式。可见，康复模式与康复方法两者既有差异性，又有同一性。言及儿童听力语言康复模式的具体表象，可因认识理念、服务提供主体场所、个性化方案针对性以及具体康复方法等的不同分成不同的类别。

一、基于听力障碍儿童听力语言障碍认识理念不同的模式分类

1. 慈善模式　慈善模式把听力障碍儿童看成是身体器官功能损伤的受害者

和不幸者,由听力损伤导致的语言残疾是一种缺陷,进而影响到其心智的发展。他们没有能力独立生活和参与社会,是完全被动的社会救助对象。该模式关注于听力障碍儿童有无特别的照料与生活服务需求,强调应设置特别的机构或学校安置此类儿童,并给予他们提供特别的照料和看养服务。早期,设置在聋哑学校、荣军医院或者儿童福利院下的以及民间自发的听力障碍儿童服务机构多是这种模式。但后来,随着残障观念的转变,听力语言康复技术的发展,加之相关社会政策引领与支持,单纯的慈善模式(如早期的"居养"模式、"人道主义"模式或者基于同情心的善款捐赠等)正逐步被以"增能"为手段、以"全面融入"为目标,强调福利主体权利与义务平衡的社会权利模式所取代。

2. 医疗模式 医疗模式主要强调听力障碍是由病因、病理的变化或是健康情形偏离所造成的结果,并依据医学诊断的结果给予治疗。它将听力障碍视为异常,是个人问题,而不是社会和环境的问题。听力障碍儿童被视为被动的病人,该模式关注于儿童的听觉生理有什么问题,如何"治愈"儿童。强调应通过治疗使其身心趋近听力健康人。医疗模式代表的是传统的康复服务,这种模式的出发点是对听力障碍儿童的听力缺陷进行生物医学的补偿和恢复。在此模式中,医院等专业机构拥有权威的资源和专业人员,因此服务多集中于发达城市的医疗中心,在听力障碍儿童的家里或者社区里获得这样的服务非常困难。尽管医疗模式以个人健康为主,且有具体的诊断手段与标准,但将听力障碍儿童身心发展的问题局限在医疗疾病的单一模式下解释,就会忽略因为听力障碍给他们带来的社会与行为限制,无法了解障碍为他们所造成的生活、学习上的困境,甚至误导社会对于听力障碍儿童的能力或发展需求方面的刻板印象与忽视。

3. 社会模式 社会模式认为听力障碍是社会造成的结果,社会态度、环境、制度都会影响着听力障碍者的社会参与;社会制度、环境应尽最大可能满足身体功能差异的人的需求,但无法治愈障碍者。对听力障碍儿童而言,该模式关注于"障碍情境"是如何产生的?强调应从环境因素和"参与"社会的条件去辨识听力障碍是如何发生的,并消除障碍。

4. 权利模式 权利模式认为听力障碍者作为一个人,应该拥有诸如生活质量、社会参与等多项权利。针对听力功能有障碍的人,应该给予什么样的支持,让其可以满足作为人的基本需求,这是社会政策和社会环境必须重视的问题。这一模式与社会模式有些相似,但其更看重的是人权的落实、参与社会的权利与参与机会的均等。对于听力障碍儿童而言,该模式更关注于儿童对自己需求的确定权,强调打破社会藩篱促使听力障碍儿童尽可能融入社区或家庭,这需要有全社会的支持。

5. ICF 模式 2001 年世界卫生组织(WHO)在《国际功能、残疾与健康分类》(International Classification of Functioning, Disability and Health, ICF)中对"残疾"或"障碍"提出的系统性观点与分类系统,是对传统残疾观念的重大超越。它基于医疗模式对康复的认知,如身体结构与身体功能的损伤,增加了活动、参与和环境因素三个新的维度,有机地加入了社会模式的观念,可以说是医疗模式和社会模式的结合。它所强调的"障碍"的动态性及"残疾"因素的互动性则是此模式较之于其他模式的显著特点。借由这一理念，Fitzpatrick 将听力障碍儿童听力语言康复的收益界定为三个相互关联、不可孤立、离散的效果子集（图 2-2-1），包括表现为儿童个体的"交流能力发展效果"（涵盖已采取的听力措施、言语能力、语言能力、读写能力和社会性等要素发展的结果）、"过程性措施实施效果"（涵盖无缝听力学转置和顺畅干预转置的效果）和"家庭受益效果"（涵盖听力障碍儿童家庭成员的内疚感、焦虑感、压力感、损失接受度等方面的改变效果）。

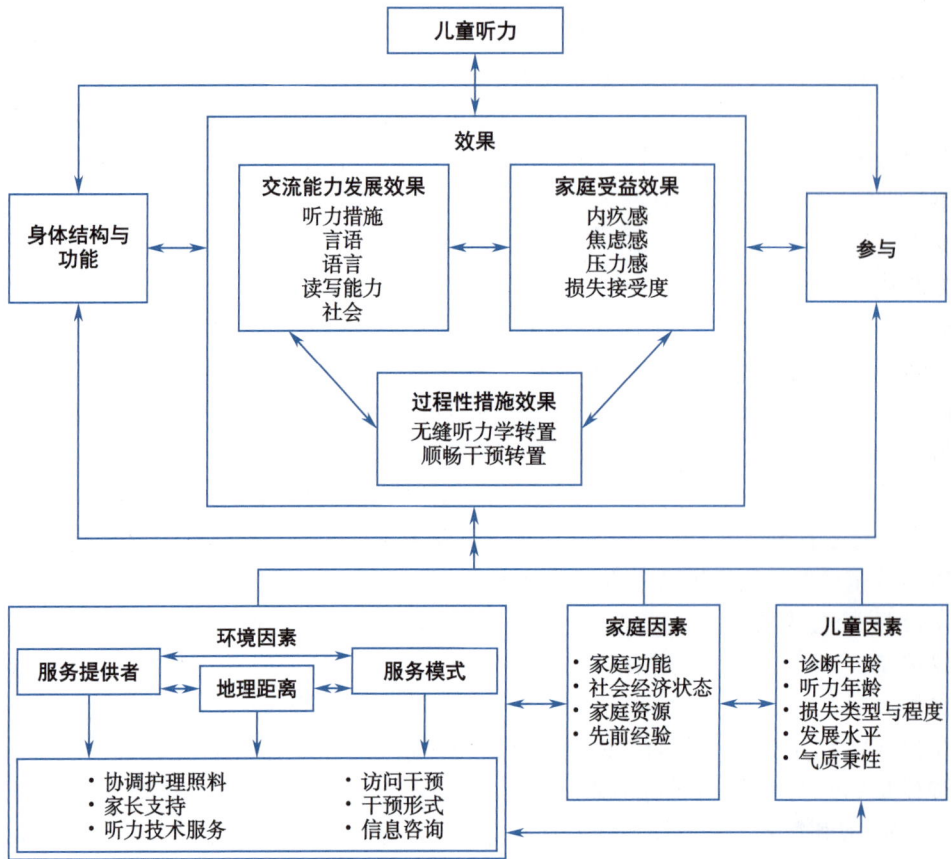

图 2-2-1　儿童听力及其发展影响因素框架示意

从中不难看出，基于 ICF 理念下的听力障碍儿童康复服务模式突出了三个方面。

（1）听力语言康复是恢复听力障碍儿童功能和权利的过程。通过康复过程，听力障碍儿童不仅能够恢复其听觉言语功能，更重要的是通过康复，可以提高其日常生活的能力，提升其社会参与水平，充分享有其他社会生活的权利。而其中服务提供者、服务模式、专业机构、社会组织、听力障碍儿童自身及其家庭成员都应在这一过程中发挥出重要的作用。

（2）"功能取向"的评估与强调支持性环境。这意味着应改变单纯以听力学检查来评判听力障碍儿童的听觉生理缺陷或疾病的现状，应重视在听力障碍儿童个体健康状况之下，通过其与环境的互动以及参与互动的结果来评估听力障碍儿童所受影响的程度。而需求评估完成之后，更应重视听力障碍儿童个别化和多元化服务需求的满足提供；因此，也就对跨部门的、多专业合作提出了更高的要求。

（3）该模式注意到"地理距离"是影响听力障碍儿童发展环境因素中的一个中介，说明 ICF 模式已将扩大服务范围与改善质量作为听力语言服务提供需要重点考虑的内容。因此，发展建立在社区服务基础上的听力障碍儿童社区家庭康复，不仅可有效整合资源，提高儿童听力语言康复服务的可及性，而且是实现听力障碍儿童"人人享有康复服务"的必由之路。

6. 医教结合模式　随着社会的发展和科学技术的进步，现代医学能够对特殊儿童的许多功能缺陷进行补偿和重建，在功能补偿和重建后特殊儿童面临两个方面的需求：一是接受学校教育的需求，二是得到听觉、言语、认知、运动等方面的康复训练的需求。这两个需求都是不可或缺的，但是却又相互冲突，在医院或康复机构只能得到医疗康复的训练而缺乏教育的训练，在教育机构只能得到教育训练而缺乏医疗康复的训练。为了破解这一两难的困境，教育部于 2007 年 2 月正式下发了《特殊学校义务教育课程设置实验方案》。课程设置方案强调要在各类特殊学校中对残疾学生进行康复医疗的训练，开展相关康复课程的建设。在这一背景下，有学者提出了相关的医教结合的理论。华东师范大学强调将"医学康复"与"教育康复"结合起来对特殊儿童进行综合康复，构建了"多重障碍，多重干预"的特殊儿童综合康复体系。该校的黄昭鸣、杜晓新等首先提出的听力障碍患者的"HSL"理论和"1＋X＋Y"模式即为医教结合思潮的典型代表。"H"为听力训练，"S"为言语矫治，"L"为语言训练，这三部分相互联系，相互影响，构成了一个有序、完整的听力障碍儿童康复系统。其具体实现模式为"1＋X＋Y"，其中"1"代表集体教学，"X"代表个别化康复，"Y"代表着家庭康复。医教结合模式所贯彻的主旨理念是，在幼儿园、学校等特殊儿童教育机构中应将医疗康复和教育训练结合起来，在教育过程中渗透康复训练，在康复训练中融合教育，将二者融于一体，以此促进特殊儿童的全面发展。

7. 全面康复模式　为推进我国 0～6 岁听力障碍儿童康复事业的规范发展，大面积提升听力障碍儿童早期康复教育的水平与质量，中国听力语言康复研究中心以多年临床服务实践的基础，以现代康复教育理念为指引，首先提出听力障碍儿童全面康复模式，并于 2011 年在全国范围推行了听力障碍儿童全面康复教育改革。该模式将"听力语言康复"与"听力障碍儿童康复"进行了严谨的界定，并在此基础上，紧紧围绕着听力障碍儿童全面发展这一核心目标，依据听力障碍儿童康复的基本原则，建构起以学前教育为基础，以听力干预、听力语言训练、言语矫治等专项技术为支撑的听力障碍儿童全面康复模式。这一模式体现了现代儿童观、教育观、康复观的要求，涵盖了听力障碍儿童康复所涉及的学科技术，清晰界定了不同学科技术的内在关系，使其组成一个完整、有机的体系（图 2-2-2）。该模式的切入点和归宿点，强调的不仅仅是要达到一个怎样的目标才是全面康复，更提出了要怎样达到这个目标才是全面康复。它为听力障碍儿童康复机构办学模式的建设与实践、机构内康复课程模式的建设与实践、专业服务队伍培养模式的建设与实践,以及医教结合思想如何与听力障碍儿童康复服务实践有机、有效结合提供了理论与方法两个层面上的指引。

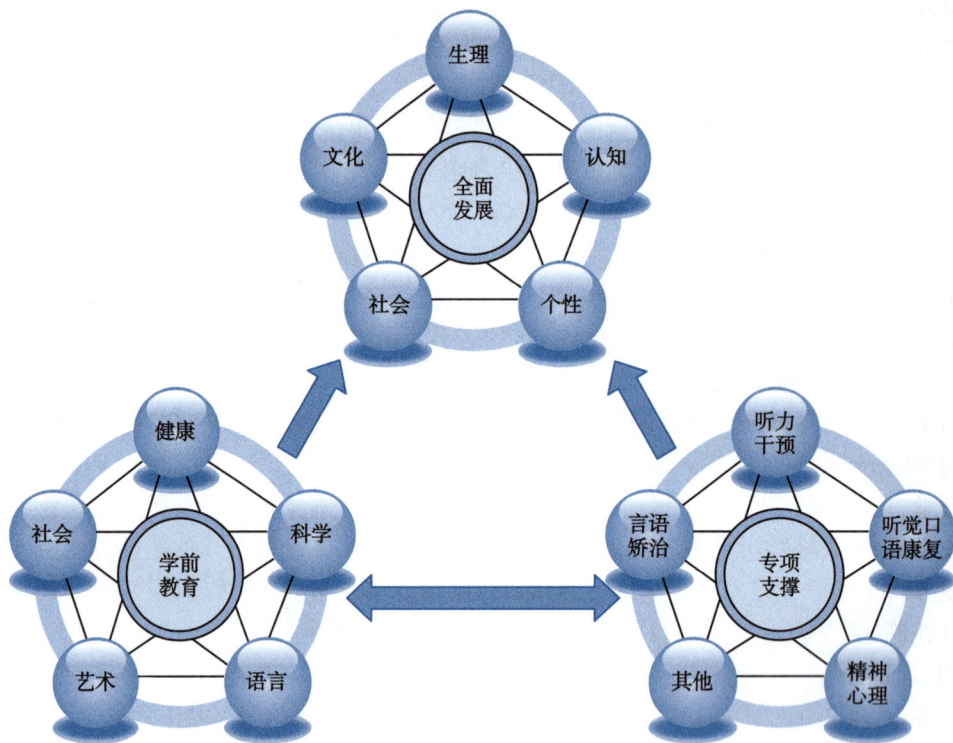

图 2-2-2　听力障碍儿童全面康复模式示意

二、基于听力语言康复服务提供主体和场所不同的模式分类

1. 医疗门诊服务模式　由于听力障碍儿童的听力检测与鉴定是以医院提供的临床诊断为依据的,或者其助听辅具的验配、调试是依托听力企业设置的验配门店完成的,因此许多听力障碍儿童的康复介入是从医院或助听设备技术服务门店所提供的时段式听力训练开始的。服务对象的年龄涵盖儿童全程。通常采用门诊预约的方式,以直接训练听力障碍儿童为主,由治疗师每次提供 30~60min 的"一对一"的听力语言训练。此模式虽然也倡导听力障碍儿童家长或主要照顾者充分参与,但很少制订听力障碍儿童父母在家能执行的干预方案或引导家长如何将专业的干预技能、技巧运用于家庭自然情境下的有意义学习。

2. 特殊教育服务模式　即听力语言康复服务由特教学校或者普通学校设置的特教班所提供的一种服务模式(如聋哑学校下属的听觉口语强化班)。该模式主要是把听力障碍儿童集中在一班上课,大部分活动均在班级内进行。所提供的课程内容会偏重听力障碍儿童技能的发展,上课的内容、进度会依据听力障碍儿童的障碍程度简化或减量。教室环境较普通班级相对结构化,室内多有配备集体式的语训器。班级人数一般在 15~20 名,师生比例较高,基本上能够为每名听力障碍儿童提供个别化听语训练的服务。但由于有关听能管理、专项言语矫治以及专业的听力学服务等相关专业人员欠缺,此方面的服务多数情况下校方无法独立承担或不能提供,常常需要听力障碍儿童家庭寻求专业康复机构自行解决或者通过校方与专业康复机构签订协议,以转介方式实现。这种服务模式下的听力障碍儿童由于班级人数少,同伴能力普遍弱,社会互动环境和机会较为不足,不过可以通过"对口活动"的方式安排听力障碍儿童与听力健康儿童互动。

3. 机构中心服务模式 目前,国内对听力障碍儿童实施的康复服务多属于机构中心模式,被服务的对象多以 0~6 岁听力障碍儿童为主。除了各级残联主办的康复机构以外,也有相当比例的机构是属于民办公助、公办民营,或是政府购买服务的民办非企业机构。凡是被评定接受为听力障碍儿童康复救助项目的定点机构,无论在机构的结构质量要素(如办园资质、自我管理、基础设施配备、人员队伍建设),还是在机构的服务过程质量要素(如听力学服务、康复教学服务、社区服务),以及机构的服务效果质量要素(如家长满意、个体听语康复质量、整体入普小 / 普幼率)方面皆达到准入标准。该类机构都已接受中国听力语言康复研究中心主导的"听力障碍儿童全面康复"教改轮训,除了为听力障碍儿童提供直接的学前教育教学、听能管理、听觉口语训练、言语矫治以及精神心理干预等服务外,还为其家长和家庭提供亲职教育培训指导、团体心理辅导与专业咨商等不同程度的支持性服务。机构中心模式主要提供时段制和日托制两种服务方式。无论是时段制还是日托制中,个别化训练课程都以听觉口语法为主导康复方法,并强调家长参与同训。通常情况下,父母或监护人与听力障碍儿童按照机构所安排的时间前往接受服务,个别化训练课程每次至少为 30~60min。服务频次一般由机构根据听力障碍儿童个体首次评估或持续评估并结合家长的意愿给出。接受日托制康复的听力障碍儿童,普遍为一天 1 次,一周 5 次。有额外需求的家庭还可向机构提出特别申请。除了个别化训练课程之外,日托制下的其他课程内容和活动作息与普通幼儿园的课程要求大同小异,只是单位教学时间内的内容会简化。教室环境除了需要符合学前教育幼儿园教室环境创设的要求与标准以外,更强调教室声学环境优化。相对于其他模式而言,康复机构更具备各种不同专业背景知识和技能的训练人员,更易于以合作的方式协调不同的专业资源,为受训的听力障碍儿童及其家庭提供整体性康复服务,解决听力障碍儿童所面临的发展性问题。

4. 融合教育服务模式 20 世纪 70 年代后,越来越多的国家仿效英美的做法对特殊教育进行改革,使"一体化""回归主流"成为国际特殊教育的潮流。无论一体化、正常化、回归主流,还是 20 世纪 90 年代的全纳教育,其本质都是一致的,这就是融合。正因如此,有的译者就把"integration education""inclusion education"翻译成"融合教育"。大部分的融合教育模式是在普通学校或普通幼儿园的普通班中进行。听力障碍儿童"随班就读"就是体现中国特色的融合教育。但是,由于融合教育学校自身所需的专业资源(专业团队、资源教室等)支持的缺失,目前多数听力障碍儿童的"随班就读"更像是"随班就座"或是"随班混读"。为了解决融合教育学校自身专业资源的不足,教育系统多采用专业人员巡回辅导服务方式,通常每周一次,作为听力障碍儿童随班就读的支持性服务补充,提供专业辅导,以协助普小或普幼的教师教导听力障碍儿童。但是,代表着融合教育显著特征的组成部分并没有得到充分的落实,我国听力障碍儿童的融合教育模式还有着很大完善和发展的空间。

5. 家庭本位服务模式　随着家长团体为听力障碍儿童权益的努力争取和相关政策措施的修正等多因素的影响,听力障碍儿童的家长逐渐受到重视,并被接纳视为重要的康复资源。自进入 21 世纪以来,以家庭为本位的康复模式有了更清晰的界定,可根据家庭意识、中心定位与处置能力水平由低到高分为四种模式。

(1)专家中心模式:家庭的能力不足,因而有赖于专家或个别化教师以专业观点决定家庭需求和满足需求的方法。

(2)家庭联合模式:家庭能力略好,可以在专家或个别化教师指导下执行相关改善活动,只是需求、下一阶段的目标与方法仍多需要依赖专家来评定。

(3)家庭焦点模式:家庭相对较有能力来执行和选择改善活动,能与专家或个别化教师共商阶段目标与方法,专家或个别化教师则只是促进家庭选用相关的专业服务。

(4)家庭中心模式:专家或个别化教师视家庭为伙伴,介入计划具备个别化与弹性,且依家庭认定的需求而设计,介入目标通常设定为增强与支持家庭功能,专家或个别化教师的角色依据家庭需求或家庭决定而定。随着中文听觉口语法的推广,家庭本位框架下的家庭中心模式正在逐步成为我国小龄听力障碍儿童康复服务的重要模式。

三、基于个性化康复方案服务对象年龄不同的模式分类

听力障碍儿童康复不同于一般教育的关注点之一在于个性化方案的制订。根据美国 1997 年 6 月 4 日经重新认定后签署的《残障个体教育法案》(Individuals with Disabilities Education Act,IDEA)105-17 公法的 C 部分——要求针对出生至 3 岁的儿童制订"个别化家庭服务计划(Individual Family Service Plan,IFSP)"和 B 部分——要求针对 3~21 岁的制订"个别化教育计划(Individualized Education Program,IEP)"。由于服务对象年龄不同,个性化康复方案各有不同,因而可以区分为不同的模式。

1. 个别化家庭服务计划模式　个别化家庭服务计划(Individual Family Service Plan,IFSP)模式是针对有必要接受早期干预服务,出生至 3 岁的听力障碍儿童家庭拟定的,它所贯彻的是"以家庭为中心"的干预思想,以对听力障碍儿童的多学科专业评估和对家庭所关注的问题、偏向与资源识别为基础,在有资质的多学科专家小组成员的帮助下,与家庭共同拟定。听力障碍儿童家长或监护人则是这个小组中不可或缺的成员。服务计划不仅包括促进听力障碍儿童发展的目标和内容(如认知、交流、社会或情绪和适应技能),还包括增进家庭满足其有听力障碍康复特殊需要孩子所需核心知识与技能的内容。在此模式中,提供个别化家庭服务的负责人是与家庭进行沟通交流,为家庭提供进行性支持的核心。具体通过推介和评估过程引导听力障碍儿童家庭的有关活动和活动进程。这一模式与个别化教育计划模式具有显著的不同(表 2-2-1)。为了顺应国内听力障碍儿童低龄化的康复需求,中国听力语言康复研究中心结合我国听力障碍儿童家庭特点与听力障

碍儿童家长的实际,已于 2011 年提出了"个别化家庭培建计划(Individual Family Habilitation Plan, IFHP)"模式,即以家庭为中心,强调家长(或监护人)和家庭其他成员在听力障碍儿童自然生长环境中的持续支持和自然示范、强化作用,本质上追求听力障碍儿童学习自然而持续地发生,一种适用于家庭背景下关注家长(或监护人)养育与听语康复细致经验技巧培建与应用效果的有效干预模式,其具体服务内容大致由五部分课程组成(图 2-2-3)。

(1)家长亲职核心知识技能培训课程:即针对 0～3 岁听力障碍儿童家长设置的,以帮助家长在养育儿童、儿童听力语言康复方面应知、应会的基本知识、技能为目的的课程。

(2)入户指导课程:即针对 0～3 岁个体听力障碍儿童家长设置的,以帮助家长结合自家环境特点和儿童康复发展需要,自行制订个别化养育、康复计划并独立顺畅执行该计划为目的的课程。

(3)亲子活动课程:即针对 0～3 岁听力障碍儿童个体设置的,旨在观察儿童个体相关发展领域能力行为表现,通过儿童表现验证家长亲职核心知识、核心技能掌握以及运用效果,并给予家长有针对性的指导,以提升自身康复教养行为能力为目的的亲子互动课程。

(4)社会参与活动课程:即针对 0～3 岁听力障碍儿童家庭设置的,旨在观察儿童个体或家长个体参与集体生活进行沟通与交往的行为表现,培养其社会参与意识和社会参与能力为目的的集体活动课程。

(5)必要支持类课程:即针对 0～3 岁具有特性需要的听力障碍儿童个体或家庭设置或推荐的,以满足其特殊需要或以强化、改善某一方面基本技能为目的的矫正性或治疗性课程。

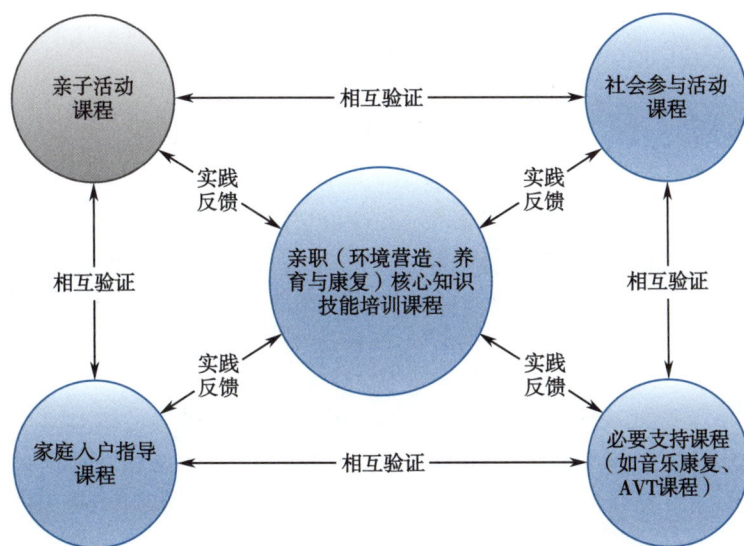

图 2-2-3 听力障碍儿童个别化家庭培建计划(IFHP)模式课程结构关系示意

2. 个别化教育计划(IEP)模式 由于个别化教育计划(Individualized Education Program, IEP)独特而理想的立意对国际特殊教育的影响甚大,广为各国特殊教育的实施所借鉴，也使其成为为 3 岁以上听力障碍儿童康复设计和提供专业服务的重要手段。个别化教育计划模式主要是通过个别化教育文本方案，内容包括：①听力障碍儿童现有学业水平和功能性表现；②可测量的短期的或长期的康复目标的陈述；③具体的特殊需要服务和支持（如专项功能训练、专业辅听器具与技术等）及每项服务的起止日期、频次和期限；④评估程序、评估内容以及适应性的评估标准及其修订等；⑤转衔计划，即针对即将入学的听力障碍儿童还应包括今后可能涉及的功能训练、社会职业教育和就业服务等服务内容和目标。该模式为针对 3 岁以上听力障碍儿童康复服务实施提供了具体可操作的管理模型，其制订与实施大致包括诊断评估、草拟初稿、讨论修订、签名定稿、IEP 执行和检验调整等程序与步骤。一般以 2～3 个月为一个阶段进行实施后的检查反思。如果已制订的个别化教育计划不能适应听力障碍儿童的发展，则必须进行调整修正，以最大限度地满足听力障碍儿童个体的特殊康复与教育需要。个别化教育计划模式（IEP）在听力障碍儿童康复临床实践中确实发挥着独特的、有效的功能，主要表现为几个方面：①描述诊断，全面描述和评估了听力障碍儿童个体差异的背景、原因、性质与现有发展水平及特殊康复教育需要；②决策计划，根据诊断评估结果，确定适应差异的个别化康复教育目标、内容、方法和评价方式等；③组织实施，在计划确定后，根据计划的部署，逐步实施落实；④评价反馈，对实施的过程适时进行检核评估，以此验证康复教育的质量，需求计划方案的改进和完善；⑤档案记录，计划的制订、组织、实施、调整、改进的过程能被清晰全面地记录留存，为听力障碍儿童康复教育的反思、合作、借鉴以及系统化案例整理提供了有价值的数据资料。尽管个别化教育计划（IEP）模式与个别化家庭服务计划（IFSP）模式具有若干相似之处，如它们都要求对听力障碍儿童的表现进行说明，但二者所包含的内涵及内容却不尽相同。具体不同之处如表 2-2-1 所列。

表 2-2-1　IEP 与 IFSP 的区别比较

区别点	个别化教育计划（IEP）	个别化家庭服务计划（IFSP）
针对年龄段不同	3～21 岁	出生至 3 岁
基础不同	更多以服务的提供为基础，其中儿童的需要是服务的核心	以家庭为中心倾向的，家庭是服务的重点对象
内容不同	提供的内容包含学校教育规定的学业成就、社会适应性、职前和职业技能、心理动作技能和自理技能等	内容范畴包括认知、交流/语言、社会/情绪和适应技能的发展等
实施中介不同	实施中介强调的是教师	实施中介强调的是家长
实施环境要求不同	主要要求在学校教学环境下进行，要有关儿童参与普通课堂教育程度的说明	要求在家庭日常的生活情境下进行，要对自然的干预环境做出说明

四、基于具体康复方法不同的康复模式分类

语言康复教学是听力障碍儿童康复的核心内容之一，语言不仅是康复教育的

工具，也是听力障碍儿童康复教育的主要内容。在两百余年特殊教育与临床康复实践的探索过程之中，由于理念不同以及不同阶段科技发展水平的影响，听力障碍儿童的康复围绕着沟通与语言教学逐步形成了一系列具有代表性的语言康复方法，除了熟知的手语法（sign language）以外，还发展出了听觉口语法（auditory verbal therapy，AVT）、听觉口说法（auditory-oral，AO）、提示口语法（cued speech）、全面交流法（total communication），以及双语双文化法（bilingual and bicultural）等。因此，听力障碍儿童的康复，也会因服务提供者所采用的主导方法不同而区分为不同的康复模式。

1. 听觉口语法模式　听觉口语法（auditory verbal therapy，AVT）是一套提供协助听力障碍儿童发展听说能力的方法体系。它强调早期发展、配戴助听辅具、家长参与、"一对一"式的教学、规避或降低说话时的视觉提示、经常性的听能评估与及早融入普通学校。时至 20 世纪中叶，随着科技的日新月异与专业人才的兴起，听觉口语法正式推广开来。该方法以发展有声语言和沟通技巧使听力障碍儿童融入听力社会作为主要目标。在听觉能力获得方面，它主张及早地、持续地和成功地使用助听辅具（如助听器、人工耳蜗、调频系统）是这种方法的关键；在接受性语言发展方面，它主张听力障碍儿童借助坚持并成功地使用个体助听设备，可以学会说话；在表达性语言方面，它强调发展孩子的有声语言表达，也要发展其书写能力；在家庭履责方面，它强调发展儿童的语言是家庭的基本责任，期望父母能将听语训练持续地融入听力障碍儿童的日常生活和游戏活动之中。因此，作为听力障碍儿童的父母必须为孩子提供一个丰富的语言环境，确保全天都在使用助听辅具，确保聆听成为孩子获得所有有意义经验的一部分。该方法模式要求听力障碍儿童父母要深度参与，以便他们学会相应的技能、技巧，成为听力障碍孩子自然学习与听语训练教导者。这一方法模式与其他的听觉口语教育方法相比，最大的差异在于对听力障碍儿童父母或主要监护人的角色定位的不同。

2. 听觉口说法模式　听觉口说法模式（auditory-oral，AO）也是针对听力障碍儿童实施听觉口语教育方法的一种。采用听觉口说法模式者，把发展听力障碍儿童融入听力社会所必需的言语和沟通技巧作为自己的根本性目标。同样强调借助助听设备最大限度地利用听力障碍儿童的残余听力，使用读语方式来帮助孩子实现交流。尽管支持自然手势的使用，但不鼓励任何手语交流。在听觉能力获得方面，它也主张及早并坚持使用助听辅具（如助听器、人工耳蜗、调频系统）是此种方法的关键；在接受性语言发展方面，它主张通过及早地并持续、成功使用助听设备与读语训练相结合，听力障碍儿童就可能会讲会说；在表达性语言方面，同样强调既要发展孩子的有声语言表达，也要发展其书写能力；在家庭履责方面，与听觉口语法模式的主张基本相同，也要求家长的高度参与。所不同的在于它并没有突出强调父母应成为听力障碍孩子自然学习与听语训练教导者，只是提醒家长应在康复训练过程中，突出强化听力障碍儿童的听力发展、读语和言语技能。

3. 提示口语法模式　提示口语法（cued speech）其实质是一种凭借手型（handshapes）线索辅助呈现不同言语发音的视觉交流方法。与人讲话时，借助手型辅助线索可以使人看清正在说的话。这一方法有助于听力障碍儿童区分相同唇形的语音。该模式采用者，亦将融入听力社会所必需的发展言语和沟通技巧作为主要目标。在听觉能力获得方面，强烈建议使用助听设备，最大限度地利用残余听力；在表达性语言方面认为，听力障碍儿童通过使用助听设备、读语和使用呈现不同语音的手型线索是能够学会讲话的；在家庭履责方面，该模式认为家长是听力障碍儿童学会提示口语法的基础教师。父母中至少一人，应该两人都应必须学会此法，当他与孩子进行交谈的任何时候，都能流利地使用手型线索促进孩子适龄言语与语言的发展。为此，该模式提供授课教师通过班级教学帮助家长学会提示口语的方法，但要求家长必须花费大量的时间进行练习，才能熟练地使用手型线索呈现不同言语发音的视觉信息。

4. 全面交流法模式　全面交流法（total communication）又称综合沟通法或者综合交际法。此种模式并不倾向于哪种沟通方法，而是综合运用手语法、手指法、口语法、读语法、体态语言等方法开展康复教学。其将为听力障碍儿童提供一个与同伴、老师和家庭之间容易的、最少受限制的信息沟通交流的方法作为根本目标。特别强调口语与手语同时呈现则有利于听力障碍儿童运用其中的一种或两种方式进行交流。在家庭履责方面，该模式认为家长至少有一人，但最好是所有家庭成员，应该选择学习一种视觉语言系统（如手语），通过充分的交流以发展孩子的适龄语言。同时提示家长，掌握手语词汇和语言是一个长期的、持续的过程。随着孩子表达需求的扩大，手语表达也会变得更为复杂，家长应为孩子提供一个有益于刺激语言学习环境，即鼓励听力障碍儿童坚持使用助听设备，与其说话时更应坚持不懈地同步配以手语，流畅的手语使用应成为家长与孩子日常交流的一部分。

5. 双语双文化模式　双语双文化法（bilingual and biculture）在特殊教育法范畴也称为双语教学法，是指在聋哑学校教育中让学生学会聋人手语和母语（包括书面语和口语），能使用这两种语言学习文化知识，能用两种语言进行交流，成为"平衡的双语使用者"。双语双文化模式主张应将"聋"看作一种文化和语言的差异，而不是将它看作是一种残疾。聋人手语（而非手势汉语）是听力障碍者交往时最自然、最流畅的语言，因而也是听力障碍者最喜欢的语言。故而，该模式强调听力障碍者自然手语应作为听力障碍儿童的第一语言，听力正常者使用的本国语言应作为聋童学习的第二语言。该模式主要是在聋哑学校实施，针对在校就读的全聋和重度听力损失儿童。只要家长同意，其他听力障碍儿童本人愿意，经过申请也可以学习聋人手语。该模式与聋哑学校原有的手语教学的最大不同，在于十分强调聋人教师的参与，需要聋人教师和听力健康教师的共同配合来完成双语教学任务。缺少聋人教师的配合，双语教学是不完全的，也是不纯正的。目前，有关双语模式教学有效性的实证研究仍不够丰富，人们对它还持有不同的看法。

　　总而言之，听力障碍儿童是一个个体差异显著的特殊群体，到目前为止并没有哪一种方法或模式能够适合所有的听力障碍儿童。但是有一点是肯定的，在康复教育实践中我们应该把听力障碍儿童的个性化需求放在首位，根据其个体能力基础和特殊需要，灵活而适宜地选择相应的康复模式或方法，才能真正促进听力障碍儿童的发展。

（梁　巍）

第三节　学龄前听力障碍儿童听力语言康复

听力障碍儿童获得理想的听力补偿(重建)后,具备了通过听力学习和发展言语、语言的基础,但听到声音不意味着听懂、理解声音,从语言理解到表达还需要一个相当长的积累过程,应尽早对其实施科学、系统的听力和言语语言训练,以帮助其建立良好的聆听和口语交流习惯及相应技能。

根据儿童发育特点,本节按婴儿阶段 0~3 岁和学龄前期(preschool stage)3~6 岁两个阶段进行描述。听力障碍儿童和听力健康儿童一样,生理和心理在这个阶段逐渐发展变化。但听力障碍儿童又有着不同于听力健康儿童的特殊性。

一、学龄前听力障碍儿童的特点

1. 0~3 岁听力障碍儿童的特点　0~3 岁是各种感知觉和语言发展的关键阶段。由于听力障碍,该时期的听力障碍儿童无法获得良好的听觉信息积累,如果未得到及时有效的听力干预和听觉言语康复,将出现母语习得困难,进而影响听力障碍儿童与照顾者之间的有效交流,并逐步形成视觉补偿的依赖,缺乏同龄听力健康儿童的生活经验和活动体验,知觉发展的完整性和精确性低。

2. 3~6 岁听力障碍儿童的特点　同样,没有得到干预的 3~6 岁听力障碍儿童会表现出沟通、交流困难,不愿参与合作游戏和活动。由于缺乏言语语言的帮助,往往其有意记忆水平较低,抽象逻辑发展滞后,智力水平也可能低于同龄听力健康儿童。同时,很多听力障碍儿童存在情绪和行为控制问题以及社会适应和交往障碍。在幼儿园生活中,可能还会表现出注意力维持短暂、好动、动作幅度大等特点。

二、学龄前听力障碍儿童康复训练的内容和方法

根据生理发展特点,学龄前各年龄段的听力障碍儿童康复训练形式及侧重点有一定差异。0~3 岁主要以家庭教养为主,听力语言康复训练更多是在家庭和日常生活中进行,家长要承担更主要的训练任务。随着新生儿听力筛查和早期干预的普及,很多听力障碍儿童在 1 岁前就已佩戴助听设备,早期训练要注重提供丰富的听觉刺激和适宜的语言输入,帮助其建立聆听和基本的交往习惯和意识。3~6 岁听力障碍儿童基于前期的训练基础,不断发展其听力、语言、言语、认知和沟通等各方面的技巧,使之逐步接近同龄听力健康儿童的整体发展水平,帮助其更好地融入主流社会群体中。对于无前期康复基础,3 岁后才佩戴助听设备的听力障碍儿童,则需要从最基础的听力语言训练入手,逐步提升训练目标。

在康复训练的具体内容和方法上,学龄前期两个阶段没有本质不同,在训练形式活动的选择以及目标的制订上应适合不同年龄段的生理和心理发展特点,才能获得良好的康复效果。此外,专业人员还应注重对学龄前听力障碍儿童家长康复技能的指导,帮助他们在家庭生活中有意识地培养听力障碍儿童的聆听习惯,提升听力语言水平。

听力障碍儿童康复训练有多种方法,如听觉口语法、全面交流法、听觉口说法、提示口语法等。对于具有一定或良好听力补偿效果的听力障碍儿童,国际上使用较为广泛且有效性得到普遍认可的是听觉口语法,对于听力补偿效果不佳或合并其他异常的听力障碍儿童可采用多种形式的训练方法。

听力障碍儿童康复训练内容主要包括听力、言语、语言、沟通、认知五大领域。本节重点介绍听力训练、言语和语言训练的方法和内容。

（一）听力训练

1. 儿童听力发展的四个阶段　儿童的听力发展是一个复杂、连续的过程,具有一定的阶段性特征。Erber 于 1982 年提出听力的发展要经过四个阶段,分别为听觉察知、听觉分辨、听觉识别和听觉理解(图 2-3-1)。

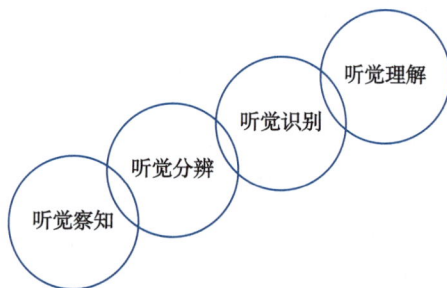

图 2-3-1　听力发展的四个阶段

（1）听觉察知(sound awareness):是最基础的听觉能力,指可以感受到声音的有无并做出反应,包括环境声音和语音的开始与结束,并能够有意识地聆听声音。但在听觉察知阶段可能不能分辨声音的差异,也不理解声音的意义。儿童听到声音,可能会出现抬头、睁大眼睛或用手指耳朵等行为或动作。

（2）听觉分辨(sound discrimination):指能判断声音的异同,包括音质、音量、音长、音高或元音和辅音的差异等。如声音频率高低、强弱、长短的区分,以及对相似的语音做分辨。

（3）听觉识别(sound identification):又称听力确认,是指可以理解不同声音所代表的意义,能从备选项中指出目标声音,明确声音的特性,能够理解已经标记或命名的东西,或者去标记、命名某种物品。

（4）听觉理解(sound comprehension):指能实现音义结合,依据既有的语言知识、理解声音的信息。理解是听觉能力的较高水平,具备听觉理解能力,人们不但可以听清不同的声音,理解声音或语言的意义,而且可以通过聆听进行正常的言语交流。

听觉能力发展的四个阶段是连续上升的,前一阶段是后一阶段的基础,四个阶段又不是绝对分离的,各阶段之间有相互交叠。一个人可能同时进行听觉识别和听觉理解两个水平的活动。

在听觉发展过程中,听觉记忆、听觉反馈对个体学习也是非常重要的听处理能力。听觉记忆(auditory memory)指能够对听到的口语信息进行加工处理,储存在大脑中,并能够回忆出听到了什么。听觉反馈(auditory feedback)指对自己的声音能够进行自我监控。

2. 听力训练的活动方式　其包括有计划的教学方式和自然的学习方式。两者应该相互结合。前者主要是在康复机构内实施,计划性强,目的明确,有规范的教学计划,采用一对一训练形式。儿童在训练中完成任务后会得到强化鼓励。自然的训练活动在日常生活中进行,有随机自发的特点,与日常生活中的听力事件密切结合。对于绝大多数听力障碍儿童来说都需要将两种训练方式有机结合。小龄听力障碍儿童更多采用自然的训练形式。

系统的听力训练主要以一对一形式进行个别化康复,即一个康复人员对一个听力障碍者及其家庭。一对一个别化听力训练内容大体包括分解和综合两个方面的活动,两个方面是一个连续的统一体。分解训练强调识别言语声或音节个体;而综合训练强调对意义的理解,并不需要识别言语中的每个词语。在分解训练活动中,听力障碍儿童的注意力集中在言语信号的音段音位上,如音节或音素。在综合训练中,听力障碍儿童即使还不能识别出每个语音或词汇,也能学习理解谈话的意义。在这类活动中,不需要他们完成每一个音的信号分析。对于训练初期,特别是对 0~3 岁听力障碍儿童来说,综合训练的内容更为重要,可以帮助他们尽快学习聆听,理解言语的意义,使用语言进行交流。音节或音素的识别难度更大,可以放在后续训练阶段。同时,在训练中要强调音节或音素的听辨识别应放在有意义的词语当中来进行,而不是听辨单独的音素或音节个体。

3. 听力训练的内容　感知声音的有无、闭合式听力训练、开放式听力训练、自主聆听、音乐训练、电话和噪声环境的聆听技巧等。这些听力训练阶段是相互交融而不是独立分割的。康复专业人员可以根据听力障碍儿童的发展水平灵活选择,不同的阶段和方法也可同时进行,并非前一个完成后才可以开始下一个内容。

(1)感知声音的有无:听力障碍儿童刚刚配上助听设备,不能马上准确地捕捉声音。这个阶段要引导其听各种声响,包括不同音调、不同响度的声音,帮助他们听到声音做出反应。这种训练既可以提高聆听意识,也能帮助他们尽快配合行为测听和人工耳蜗植入术后调试。当听力障碍儿童对声音产生反应时,要给予积极鼓励,让听力障碍儿童发现听和说是一个非常有意义且很快乐的事情,从而愿意主动积极地配合。

在训练初期应该让听力障碍儿童听什么样的声音呢?简单地说,正常人耳能够听到的声音都可以引导其去聆听,包括生活中经常出现的自然环境声响和语言交流。同时要引导听力障碍儿童聆听并帮助他逐步理解声音的意义,在每日的训练中训练者可以观察记录下听力障碍儿童对什么声音有反应,而哪些声音还无法获取。通过一段时间的训练和观察,可以了解该儿童的听力变化并报告给听力师,以便于进一步优化助听设备。

(2)闭合式听力训练:闭合式听力训练是指在听力训练中,通过物品或图片的呈现来提供听力信息的线索,以降低听力训练的难度。它包括闭合式辨听训练和听觉理解训练两部分内容。

1)闭合式辨听训练:给出一个选择范围,让听力障碍儿童听到口语内容后从备选物品中拿取。辨听训练需要经过一个由易到难的过程。其中包括以下几个方面：

A．选择范围由小到大：开始训练时，备选物品不要过多。随着听力障碍儿童听力水平的提高，加大选择范围，难度就会上升。

B．辨听词语内容由易到难：在辨听训练初期，应先选择语音特性差异显著的词语内容，以降低辨听难度；之后，再逐渐减小语音差异从而提高难度。以下是通常遵循的训练程序：辨听拟声词→辨听音节数量不同的词语→辨听音节数量相同的词语→辨听韵母不同，声母和声调都相同的词语→辨听声母不同，韵母和声调都相同的词语→辨听声调不同，韵母和声母都相同的词语。

在进行以上韵母、声母和声调辨听练习时，建议不要用单个拼音进行训练，而是将练习听辨的目标音放到有意义的词、短语和句子当中来进行。这样，既可以练习语音的听辨能力，同时也可以学习词语和句子，能够帮助听力障碍儿童提高语言水平。单纯听辨拼音不利于儿童语言的发展。如果将语言发展关键期的宝贵时间大量用于教学拼音，是非常可惜的。从辨听难度来说，拼音比词语的难度大。

C．句子的关键词数量由少到多：训练初期，应该给听力障碍儿童呈现较为简单的语句，只含有一个关键词即可，这样的句子容易理解。所谓关键词，就是一句话中最重要的部分。例如"苹果在哪儿呢？"这句话中只有一个关键词"苹果"。随着听力障碍儿童听力和语言水平的提高，可以不断增加关键词数量和句子长度。随着关键词的增加，对儿童听觉记忆能力的要求也在逐渐提高。对多项关键词听觉记忆的训练既可以练习儿童听取完整语言的能力，还可以提高其语言理解和完整表达的水平。

2）闭合式听觉理解训练：闭合式听觉理解训练是通过对物体特征的语言描述，让听力障碍儿童猜出其名称。该训练可以分为由易到难四个阶段来进行。

阶段1：呈现物品没有相同特征，描述中可以含有关键词。

阶段2：呈现物品有相同特征，加大描述难度。

阶段3：呈现物品均为同类物品。

阶段4：呈现物品均为同类物品，采用问答的方式获取信息，从而猜出答案。

（3）开放式听力训练：开放式听力训练指不给出选择范围，没有视觉和猜想线索，完全依靠聆听完成指令。训练过程可参照闭合式听力训练。

相对闭合式训练，开放式听力训练难度有较大提高。开放式对话交流可以包含以下两个水平。

1）同一主题对话交流：围绕一件事谈话，前后语言内容具有关联性，可进行推想。

2）转换主题的对话交流：前后交流主题没有关联性，不利于推想之后的语言内容。

（4）发展自主聆听技巧：如果听力障碍儿童总是处于被动学习状态，其语言发展相对缓慢；一旦能够在生活中主动聆听学习语言，也就是类似听力健康儿童习得母语的方式，其语言发展将会出现一个飞跃。因此，当听力障碍儿童听力和言语水平发展到一定阶段后，要有意识地锻炼其自主聆听的能力，培养其主动听取他人之间谈话交流的意识。根据听力障碍儿童的水平，该训练过程可以按照由易到难，由低到高的发展阶段有序进行：先闭合式后开放式，距离从近到远，从安静环境到噪声环境，交流者从熟悉到陌生，交流人数从 2 人过渡到 3 人以上。

（5）音乐训练——辨识儿童歌曲和歌谣：让听力障碍儿童多听音乐不但对汉语的声调掌握很有帮助，而且对整体聆听水平的提高以及将来与听力健康群体的融合都有很大帮助。训练者可以多选择旋律简单、节奏鲜明的儿童歌曲或儿童音乐故事作为训练材料，也可以为一些儿童感兴趣的故事选配简单的音乐。

（6）发展电话技巧：电话在人们的日常生活中起着非常重要的作用。因此，对听力补偿（重建）较为理想的听力障碍儿童，除了要掌握日常对话交流的能力外，还应通过训练提高其使用电话交流的能力。开始此项训练前，应先了解听力障碍儿童是否已具备以下能力：①能听录音中的故事；②能较好地听取不同人的声音；③能完成开放式各阶段听觉理解的任务要求，具备良好的沟通能力。

如果听力障碍儿童还没有达到以上几个方面的水平，应首先针对以上内容加以训练。如已达到以上水平，可开始进行电话听取训练。

电话聆听训练也应按照由低到高的发展阶段有序进行：先闭合式后开放式，交流者由熟悉到陌生，谈话主题由告知到不告知，交流内容由简单到复杂。

（7）噪声环境的聆听训练：在正常的社会环境中，噪声是不可避免的。训练初期，由于听力障碍儿童对各种声音不熟悉，所以要在安静环境中建立各种声音的准确信号记忆，这时需提供安静的聆听环境。在听觉能力发展到适当水平后，要开始噪声环境听取训练，为听力障碍儿童进入幼儿园、小学等社会环境做准备。

（二）言语－语言训练

有效的听力干预和听力训练为听力障碍儿童学习有声语言提供了重要的前提和基础。而言语和语言训练也是听力障碍儿童康复的重要内容。语言是认知能力的一种，是儿童社会化和个性发展的重要标志。听力障碍儿童的语言和认知是相互促进、共同发展的，它会极大促进创造性思维水平的提高。同时，语言对于个性和社会性的发展也具有重大意义。儿童自我意识的萌芽和社会交往能力的提升都与语言有着密不可分的关系。一个人说话包含了言语和语言两个层面的内容，对听力障碍儿童训练包括对有声语言理解和表达两方面能力的培养。

听力障碍儿童的言语－语言训练应在听力训练的基础上，依照听力健康儿童的发展规律，通过评估制订训练计划和目标，在有意义的沟通情境中，通过互动交流的方式，培养听力障碍儿童自主运用言语、语言进行交流的习惯和能力。帮助他们掌握正确的发音方法，理解、表达丰富的词汇和句子内容，按照正确的语句结构组织表达句式或段落，并且掌握恰当的沟通交流技巧。依照听力、言语、语言和认知自然发展规律，相互结合，达到共同发展的目标。

言语－语言训练的主要内容和方法：以家长为主，在家庭中实施的言语－语言训练应充分利用家庭或社会的生活情境培养听力障碍儿童自然的语言和言语交流能力；以康复教师为主，在康复机构中进行的康复训练需要通过创设交流环境或利用在园生活环节来完成。幼儿园围绕语言领域所开展的谈话活动、讲述活动、听说游戏和文学活动等都可以成为机构语言训练的活动形式。下面主要介绍言语、语言训练的主要内容和机构训练方法。

在实际的语言训练中，很难将语义、语法、语音和语用截然分开，它们是相互结合的一个整体。例如，一些表语法功能的词汇无法单独学习讲解，需要放到句式结构和语言运用当中逐步掌握；语音的获得也不是进行单独的音素学习。但为了更清晰地介绍言语 - 语言训练的相关内容，这里按照各领域分别加以介绍。

1. 语音训练　在听力障碍儿童中听力补偿较为理想、干预训练开始较早（3 岁之前）且发音器官无器质性病变者，可主要通过听觉能力的培养和口语能力的发展，达到提高言语清晰度的训练目标。对于存在呼吸动力系统、声带异常、构音器官障碍等原因导致的语音问题需要介入言语矫治，言语矫治部分的训练方法参考相关教材。

2. 语义和语法训练　语义和语法是语言的两个重要因素。它们分别提供了语言表达的内容和结构规则。语义和语法训练应遵循以下规则。

（1）词句概念的学习和教学形式由具体向抽象发展：儿童语言概念的发展都是遵循由具体到抽象的发展规律。以词汇为例，儿童一般先掌握有具体意义的名词、动词和形容词，而助词、连词、介词等语法功能性词汇获得较晚。在名词的掌握顺序中，具体名词又会先于时间、方位等抽象名词。在语言训练中，训练者应遵循这些基本发展规律。

（2）语义和语法的学习由简单转向复杂：根据言语习得规律，无论是语言的理解还是表达，都是由简单开始，逐渐提高复杂程度。在句式的发展中，简单句式先被掌握，而复合句式在听力正常儿童 5 岁左右才大量出现。在学习疑问句的过程中，儿童都是首先理解和使用简单的是非问句，选择问句的获得要晚很多，而反问句基本在 7 岁才完全掌握。

儿童首先建立的词语概念应与生活密切相关。儿童经常接触到或用到的词语往往被首先掌握。以形容词为例，儿童掌握的描述物体特征的和与儿童生活密切相关的词汇占绝对优势。而哪些词语是儿童经常接触使用的，还要结合其具体生活环境来看，并在生活中反复刺激加以巩固。

训练人员和家长应有意识地在生活中把所学内容与其对应的事物进行联系，通过反复刺激加以巩固，引导儿童进行概念的迁移和归纳，并且在生活环节中将这一词语自然地融入言语交流当中。仅靠教学式的训练不便于概念的迁移和归纳，而在自然生活环境中更有利于概念的深入理解和掌握。对于抽象性语言内容的学习更需要在生活中通过使用加以巩固，帮助其理解和获得。

（3）及时调整语言输入的内容和难度水平：训练者要善于根据听力障碍儿童的语言发展水平及时调整呈现给儿童的语言难度和内容。如果儿童已经具备初步的表达和交流意识，要逐步把话语权交到听力障碍儿童手上，让其有更多的表达机会，激发其积极性。训练者和家长呈现出的句式复杂程度也要根据儿童各方面水平的发展而不断调整。所以，除了对儿童进行定期的阶段评估外，训练人员也要定期进行自我语言的审查，以契合听力障碍儿童的发展需要。

（4）语言呈现自然完整，内容丰富：在听力障碍儿童的整个训练过程中，都要使用自然完整的语言刺激。即使在训练初期，也不要以单词的形式与听力障碍儿童交流。以词汇教学为例，要有意识地把词汇放到句子中表述出来，让听力障碍儿童对语言有完整的感受。同时，围绕一个词所呈现的句子应富于变化。向听力障碍儿童呈现语言内容的丰富性对其语言水平的发展同样有着重大影响。应避免成人呈现语言内容的局限导致的听力障碍儿童与同龄听力健康儿童的语言差异。

3. 语用能力训练　语用能力（pragmatic competence）是指交际双方根据交际目的和语言情境有效地使用语言工具的一系列技能，它是在言语交际沟通的过程中表现出来的。为了能够与他人进行顺利的交际，学龄前儿童需要掌握一定的沟通知识和技能，而听力障碍儿童也具有同样的需求。由于听力和语言障碍的问题，他们可能需要学习更多的沟通技巧。理想的沟通水平是能够在广泛的会话情境下与不同的人进行交流，基本可以正确使用较复杂的语法规则，大多数语言是可懂的，并能够运用丰富的词语表达。

（1）帮助听力障碍儿童了解沟通的意义和趣味性：学龄前儿童语言主要是在一日生活和游戏活动中获得的。训练者和家长都应和儿童之间建立良好的情感关系，利用或创设自然的生活情境培养儿童的交往能力。由于很多家长能很好地猜想出听力障碍儿童的需要，所以他们常常不需要讲话或只通过手势，其愿望就能得到满足。因此听力障碍儿童认识不到语言的价值，也就没有学习语言的积极性。溺爱的父母实际上促使儿童使用手势进行交往。

在沟通训练中，应让听力障碍儿童明白语言是有价值的：使用它可以得到自己想要的东西；要想使自己的需要得到满足就必须用语言表达出想要什么；要和别人交流时，必须注视对方。

（2）如何维持交流畅通：激发听力障碍儿童参与交流的积极性。例如，使用带有期待的停顿和面部表情、轻微地向儿童倾斜身体等，都是激发儿童参与交流的方式。在家长和听力健康儿童的交流中，总是会对儿童的各种行为做出回应，认为这些行为都是儿童在有意识地交流。家长的回应要求会随着儿童能力的提高而提高，从而也促进其言语能力的进一步发展。

（3）培养沟通技巧：沟通技巧对于交流的持续和成功起着至关重要的作用，也是促进听力障碍儿童与主流群体融合的关键因素。沟通技巧主要包括以下几个方面。

1）共同关注：流畅沟通的一个基本规则就是交流双方要有共同的关注点。在训练初期，训练者应注意听力障碍儿童对交流内容的兴趣，并对儿童的关注给予持续鼓励。这对以后的语言发展具有正面作用。当儿童理解更丰富的语言内容之后，训练者可以更多地单独使用口语来建立交流的关注点。

2）轮换表达：流畅的沟通需要双方对彼此的语言能够相互回应，形成交流。在成人与儿童沟通的过程中，如果希望儿童做出回应时，常常会给出明确的指示，例如：家长会使用延长的停顿降低速度，暗示儿童该接话回应了。这种延长的"邀请式"停顿在儿童轮换表达规则基本建立起来之后就减少了，但一直到听力健康儿童2岁，妈妈与儿童交流中的停顿仍是成人谈话的2倍。

在训练初期，由于听力障碍儿童不懂得交流规则，经常在别人还没有说完时，就开口"抢话"。对于这种现象，训练者和家长要及时制止。因为这种行为既干扰了完整的聆听,也会影响对完整语言意义的获取。

3)学习礼貌行为:在生活中的礼貌表现不仅体现在使用礼貌性语言,还包括一个人的行动表现:礼让、主动帮助等,也包括比较高级的沟通策略,如能用适宜的方式引起关注、婉转拒绝或征求他人同意等,以及根据沟通对象的不同选择恰当的对话内容和方式。如对待老人和同龄人的讲话方式会有所不同;而对于一个语言能力较弱的人会适当降低语言难度等。

4)对不明确或遗漏的语言信息能提出要求:具体方式包括请求重复或说明、通过自己的语言询问加以证实等。如,"对不起,我没听清,请你再说一遍""你是说××吗?"

5)能够对自己的话语内容提供说明、补充信息:当别人没有听懂自己的话时,听力障碍儿童要逐步学习通过重复、变换表达方式或补充更多的语言信息等方式帮助他人理解。

6)能够根据对话需要维持话题或转换话题。

三、学龄前听力障碍儿童听力语言发展的主要影响因素、康复技巧及主要策略

(一)主要影响因素

1. 听力障碍发生的时间和程度　听力障碍发生越早、听力损失程度越重,对听力语言发展效果的影响越大。

2. 开始听力干预和康复训练时间　听力补偿或重建的年龄越早,越有机会获得良好的听觉语言能力。未及时使用助听设备的大龄听力障碍儿童由于错过听力发展的关键期,在接受康复训练时发展相对缓慢。

3. 听力补偿 / 重建效果　对绝大多数听力障碍儿童而言,听力补偿或重建的优化程度不同将影响听力障碍儿童的听力语言发展。良好的听力补偿 / 重建效果,能帮助儿童感受到尽可能全面的声音信息,经过康复训练而逐渐发展起良好的听力语言技能。反之,如果听力补偿 / 重建效果欠佳,即使经过训练,听力语言水平也会受到很大限制。对于听神经病变、听觉中枢存在问题、复合残疾的儿童,听力语言发展情况较为复杂。

4. 正确的康复训练方法　配戴助听设备后,训练者是否能对听力障碍儿童进行科学地评估,并针对个体特点制订合理的训练计划,选择恰当的训练形式,并能与日常生活密切结合,这些对听力障碍儿童的听力语言发展有着重要影响。

5. 儿童自身因素　听力障碍儿童的健康状况、性格特点、学习能力、行为习惯以及精神心理状况等也会影响其听觉能力发展。

6. 家庭因素　家庭是儿童最长久和自然的生活环境,家庭因素也会影响听力障碍儿童听觉能力的发展,如父母的教养方式、康复训练的参与能力、主要照顾者的言语交流状况等。

7. 语言环境　让听力障碍儿童时刻处于有意义的语言输入情境下,逐步丰富声音和语言的听觉积累,并能在他们讲话时给予正面强化,这些有益于刺激听力障碍儿童听力语言的持续发展。

（二）康复技巧

1. 积极鼓励，明确反馈 听力障碍儿童往往对他人的态度非常敏感。因此训练者应保持正面乐观的态度，积极鼓励。特别是小龄听力障碍儿童注意力持续时间短，语言理解能力弱，不易配合训练活动，专业人员应通过自身快乐的表情和肢体语言传递给儿童积极的信息，与儿童建立良好的合作关系，避免强迫式的训练方式。

2. 良好的行为管理 注重在日常生活中对听力障碍儿童良好行为习惯的培养。训练者和家长应互相配合，帮助儿童建立良好的学习习惯，提高其注意力维持时间。对待听力障碍儿童的行为管理应温和而坚定，对已提出的要求要坚持执行，以确立康复师或家长在儿童心目中的权威。

3. 细节把控

（1）位置选择：对听力障碍儿童讲话时，训练者要选择与其听力补偿较好耳一侧平行而坐，以避免儿童过于依赖视觉（单侧人工耳蜗植入者，应选择其植入侧）。如果听力障碍儿童听力补偿非常不理想，也可通过视觉或触觉辅助，但必须在确定其听力补偿效果之后。即使儿童听力补偿未达到理想水平，也应通过积极的听力训练，将其听力潜能发挥到最大限度，再辅助以视觉等其他手段。

训练初期，训练者应处于听力障碍儿童距离较近的位置，但与其助听设备应保持至少 30cm 的距离。讲话时距离麦克风过近，会造成声音的失真而变得不清晰，说话距离过近也不利于听力障碍儿童适应正常的人际交往距离。随其听力水平的提高，可逐步练习聆听较远距离的声音。

（2）音量把握：对听力障碍儿童讲话时音量不宜过大。对于听力补偿理想的儿童，应采用正常讲话音量，对于听力补偿效果不太理想的儿童，可以采用比正常讲话稍大的音量。大多数听力障碍儿童由于高频损失严重，而对清辅音（汉语辅音中大多数为清辅音）感知效果不佳，而放大音量无益于清辅音清晰度的提高（清辅音发声声带不震动）。相反，有时轻声处理反而有更好的效果。

（3）语速控制：对听力障碍儿童讲话时，语速不宜过慢或过快。训练初期可比正常语速稍慢，但不应过慢，不要破坏正常的语言节奏。待儿童听力水平提高后，应该采用正常语速，帮助听力障碍儿童适应与健听群体交流的需要。

（4）遮口技巧：对于听力补偿较好但已经养成唇读习惯的儿童，在进行一对一康复训练时，训练者可通过遮口方式回避其视觉依赖，强化其听觉能力。遮口时手应有倾斜角度，以确保不阻碍气流，尽可能不改变声音。在生活的自然交往以及对于完全没有看话习惯的听力障碍儿童，讲话者不需要遮口。对于因各种原因导致听力障碍儿童的助听效果不理想，并无法改善，则可以让儿童通过听、看口型等不同康复方法来学习语言。

4. 在交流中获得语言，减少学习中的背诵和表演 发展语言的最终目的是与人的沟通交流，如果听力障碍儿童在语言的学习中一味地背诵或表演儿歌和故事，却不会与他人进行互动交流，也就失去了学习语言的真正意义。

5. 提供恰当的语言输入 训练者和家长针对不同年龄、不同发展水平的听力障碍儿童应输入恰当水平的语言内容。例如，在对婴儿讲话时语句应简短，内容生活化，并采用比平时更多的声调变化、较慢的语速和更多的韵律感，讲话中会有更长的停顿和更清晰的发音。

（三）听力障碍儿童常见听力问题与处理策略

由于听力补偿水平和训练方式等方面的差异，听力障碍儿童会表现出不同程度或不同方面的聆听问题。在此对常见的聆听问题进行归纳并给出相应的处理策略。

（1）在交流中以动作、表情等视觉信息替代聆听，造成听觉信息获取错误或不完整。

[处理策略]强调听力优先。

对于听力障碍儿童来说，在交流中通过视觉获取信息更为容易，如把注意力过多地放在视觉上，会影响其听力的发展。针对这一问题，训练者在与较好听力补偿水平的听力障碍儿童交流中，应注意贯彻"听觉优先"的原则，坚持"口语开始，口语结束"。

（2）不会通过聆听矫正发音。

[处理策略]强化听觉反馈机制。

如果训练方法不当，有些听力障碍儿童即使有较好的听力补偿（重建）效果，也不会通过聆听来纠正自己的错误发音，而必须借助看口或触觉等信息。依赖视觉正音的听力障碍儿童语音清晰度往往不佳。一方面是由于他不能细致聆听他人的发音，一方面是由于其缺乏监控自己发音的意识。因此，在训练中，训练者对于有一定听力补偿效果的儿童要尽量发掘其细致聆听的能力，同时引导他们注意聆听自己讲话的声音，让其感受自身发音和他人发音是否相同。

（3）初期阶段不能从句子中提取关键词语。

[处理策略]给予声学强调。

在训练初期，由于听力和语言水平较低，听力障碍儿童常常不能听取和理解完整句子，不能从一句话中寻找出关键词语，这是一个正常的过程。针对这一问题，训练者可给予一些声学强调。如，在关键词前给出停顿或在关键词上略增加声音强度或轻声处理，也可以采用把关键词放在句末的方法，以方便儿童聆听和记忆。

（4）几个人同时讲话时聆听困难。

[处理策略]同一时间一人讲话。

即使是听力补偿效果较好的听力障碍儿童听两个或以上的人同时讲话也会存在困难，事实上同时聆听多人讲话对听力健康人士来说有时也是有困难的。因此在与听力障碍儿童沟通时，特别在其处于康复初期阶段时，应尽量保持同一时间只有一个人说话，以免声音的叠加给聆听带来困难，从而保证更好的信息输入。

（四）听力障碍儿童常见语言问题及处理策略

导致听力障碍儿童不能很好地学习使用语言的原因包括：缺乏使用语言的实践机会；不能自然听取父母或其他人的谈话；得不到和听力健康儿童相同的指导。

听力障碍儿童主要存在三个方面的语言问题：形式结构（语法）、语言内容（语义、词汇）、实际应用（语用）。

1. 语言结构方面的主要问题及处理策略

（1）语言中大量使用名词、动词，副词、代词等很少出现，遗漏功能性词语，语句不完整。

[处理策略]从训练初期就给儿童提供自然的语言，在句子中呈现丰富的词性。功能类词语或意义抽象的词语难以通过教学进行讲解，主要是通过不断地听觉积累来获得，因此训练者、家长及儿童周围的交流者都应关注自己的语言是否准确恰当。

（2）句式简单，很少或基本不使用复合句式：听力障碍儿童表达的语言中大多是非常简单的句式，类似电报句。不会使用定语、状语等句式结构，语句中很少出现复合连接词，对复杂句式还会出现理解错误。

[处理策略]这一问题的解决同样要求训练人员和家长关注对听力障碍儿童的语言输入，在相应的语言水平和年龄呈现恰当的句式结构。训练者不要因听力障碍儿童的句式结构简单而降低自身的语言水平。

（3）语序错误，前后颠倒。

[处理策略]要避免这一问题的出现，在听力障碍儿童的语言学习中，要强调语言输入的完整性。即使在训练初期，也要使用简单自然的完整句式。这不但有利于对语言整体感受和语法能力的培养，也能更好地进行超语段的听觉感受训练。

2. 语言内容方面的主要问题及处理策略

（1）词汇量不足：听力障碍儿童听损程度越重，对词汇获取的影响越大。

[处理策略]教师、家长应注意及时丰富听力障碍儿童的词汇量。如果训练者认为有些词是不必掌握的，或者为了让儿童能够理解自己的语言内容，在言语表达中总是使用听力障碍儿童已掌握的词语而回避他不熟悉的生词，就会造成其词汇量的狭窄，加大与听力健康儿童语言词汇量的差异。

（2）词语理解死板。

[处理策略]仅以教学授课式的学习方式容易导致语言理解和使用不灵活。训练者应指导听力障碍儿童和家长如何在自然生活的不同情境中主动聆听和获取语言并及时泛化。当儿童能够具备这一能力时，其语言水平会有显著提高，且可以比较自然地运用语言进行交流。

（3）对抽象意义的词汇理解水平较低，不理解比喻句、多义词等。

[处理策略]在丰富语言内容、提高语言输入水平的同时，不断培养提高儿童的思维水平。当听力障碍儿童能够很好地对事物进行想象和联系后，其语言更深层、更抽象的理解能力会有显著提升。

3. 语言应用方面的问题及处理策略

（1）不了解社会交往的礼貌行为，不懂得轮流讲话、不会回应听到的信息。当没有听懂或听清时，不会请求对方重复或解释，从而难以维持沟通行为。

[处理策略]训练人员和家长应加强对听力障碍儿童沟通能力的培养。训练初期帮助其建立良好的交流习惯，如轮换表达、共同关注等。根据发展水平，逐步培养更高的沟通技巧，如，没有听清别人语言内容时如何请求对方重复；如何婉转表达等。

（2）语言的实际运用能力差，不能进行问答交流，只会鹦鹉学舌。

[处理策略]听力障碍儿童的语言训练应一直贯穿于情境交流当中,注重语言的实用性。不要过多地让听力障碍儿童仿说,而要多向他提问。并引导他思考回答或由另一人示范回答。

每次提问后,训练人员应给出充分的等待时间让他思考,切忌过快给出答案。即使知道儿童不能回答这个问题,也要给出期待的表情。如果每次提问后很快告诉答案,容易造成听力障碍儿童对任何问话不思考、不反应,只是简单地等待答案。

(3)词语概念理解不清,使用不当。

[处理策略]在训练初期要注意对词语概念的呈现和讲解尽量细化,把语言内容划分到最小概念。

(卢晓月)

第四节　学龄期听力障碍儿童听力语言康复

学龄期(school stage)指6~7周岁后至青春期来临前的时期。在这一时期,学习是儿童的主导活动,开始掌握书面语言并向抽象逻辑思维过渡。对于这个年龄段的听力障碍儿童,在进行康复训练的同时,要充分了解其生理、心理发育及学习能力等特点,针对性地进行训练,才能达到较好的康复效果。

一、学龄期听力障碍儿童的特点

随着早期干预的发展,很多经过康复后的听力障碍儿童可进入普通小学学习,听力障碍儿童随班就读取得了长足进步。但其中大多数会出现不同程度的学习、融合以及心理方面的问题。听力损失程度越重,补偿效果越差,学校适应能力越弱。很多听力障碍儿童由于听觉和言语发展不完善,相较同龄者知识经验较贫乏,思维概括水平低下,课堂理解能力受限,注意力涣散,学习成绩不佳。而这些对其自我意识的形成和发展都产生了十分明显的消极影响,具体表现在自我意识的产生较晚,独立性不强,自我评价的抽象和概括水平低,自制力差,抱负水平不高等。这些问题不解决将直接影响和同伴的关系,最终导致听力障碍儿童不适应普通学校学习生活,甚至有一部分随班就读听力障碍儿童因不能适应普通学校的生活、学习,又选择到特殊教育学校就读。

青春期是个体生长发育的第二个高峰期。这一时期,青少年的身体和生理功能都发生了急剧的变化,开始从童年的中性状态进入到两性分化的状态。但该阶段心理发展速度则相对缓慢,心理发展水平尚处于从幼稚向成熟的过渡时期,导致青春期少年的身心处在一种非平衡状态,引起种种心理发展上的问题。这个阶段不少听力障碍青少年由于沟通交流和学业等方面的问题,矛盾会更凸显,如对成人劝说的抵触反抗、自我闭锁、自卑孤独。他们当中有较高比例群体沉迷网络,脱离或回避现实社会。

当然,随着社会的进步,听力技术和康复水平的不断提升,国家对特殊教育、融合教育也越来越重视,越来越多康复后的听力障碍儿童,能够很好地融入听力健康群体中,快乐地生活、学习、成长,取得了优异的成绩。

二、学龄期听力障碍儿童康复训练内容和方法

根据学龄期听力障碍儿童主要生活环境和活动需求,康复应以发展家庭和社会中的交流技巧、促进阅读和知识学习等教育经验、发展参与社会活动的能力和团队合作为主要内容。

听力障碍易导致学龄期听力障碍儿童与听力健康群体沟通困难,当这种困难不能得到有效解决时,听力障碍儿童可能会采取回避交往活动的态度。而其生活方式、所处的社会交往环境以及经常沟通的家人和伙伴对改善听力障碍儿童的回避态度至关重要。良好的康复干预应考虑到以下几个方面。

- 通过优化助听设备,最大程度改善其听力补偿效果。
- 最大程度改善聆听环境,通过环境改造及使用无线调频系统等减少噪声和混响的干扰。
- 帮助听力障碍儿童建立积极良好的自我认知态度,给予方法指导,改善其封闭式生活方式,多参与社会交往活动。
- 帮助听力障碍儿童家人采取积极、乐观和有效的沟通方式,缓解家庭压力。

从图 2-4-1 可看出影响学龄期听力障碍儿童与听力健康儿童群体融合的主要因素。实线代表负面影响,虚线代表正向改善。

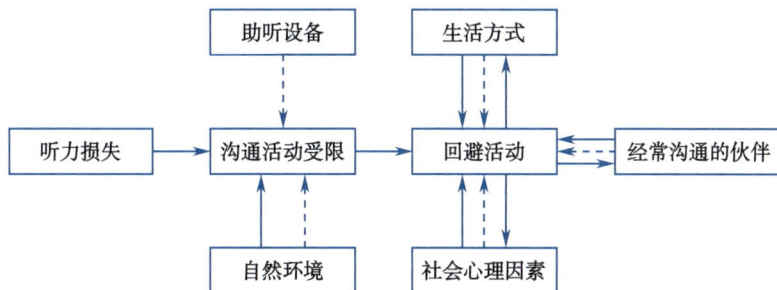

图 2-4-1　影响学龄期听力障碍儿童与听力健康儿童群体融合的主要因素
实线为负面影响,虚线为正向改善。

学龄期听力障碍儿童活动的主要空间是在就读的学校,为做好听能管理,可采用定期到医疗或康复机构进行评估和康复指导,根据评估情况为听力障碍儿童和家长制订阶段康复计划。听力障碍儿童就读学校的老师对听力障碍患者的特点、需求及康复知识的了解以及重视程度,对他们的融合效果有很大影响。因此,听力和康复专业人员应积极与普校教师沟通,建立良好的合作关系,为普校教师提供基本的听力和康复相关知识。

1. 学龄期听力障碍儿童康复目标的制订　学龄期听力障碍儿童个体差异性更加显著,根据其个体水平确定适宜的康复目标尤为重要。在制订目标时必须要考虑多方面因素,如:听力损失发生的时间(语前、语中、语后),是否逐渐加重,获得听力干预的时间,听力补偿水平,早期口语发展水平,听力障碍儿童自身智力及性格行为等非智力因素,家庭及环境因素等。

对于有良好听力语言康复基础的听力障碍儿童,强调听觉优先,全面发展。

对于听力语言康复基础不佳及复合残疾儿童,可根据其自身现有水平,合理设置期望值及阶段发展目标,不排除结合唇读、手势、手语等综合学习的手段。

2. 学龄期听力障碍儿童的听力语言训练　学龄期听力障碍儿童的听力语言训练同样可分为分解与综合训练两种形式。有关综合训练内容可参看本节学龄前儿童听力语言康复训练部分。由于学龄阶段有更好的配合意识和学习能力,而且随着年龄的增长,对能力水平的要求也会进一步提升。在训练中可以增加分解训练的内容,以进一步提升其精细辨听的能力。

基于学龄期听力障碍儿童的身心特点和学业需求,在听力语言训练中要注意以下问题。

(1)尊重听力障碍儿童的自主意识,引导激发其对听觉言语训练的重视程度和兴趣,提高参与积极性。

(2)注重听觉习惯的培养。良好聆听习惯的培养不只是在课堂上加以强化,更需要家长和教师在日常生活中引导建立,在听力补偿良好的情况下,要让听力障碍儿童减少视觉依赖,建立以听为主的交流习惯。对于听力补偿效果不佳或开始听力补偿较晚的学龄期听力障碍儿童,可以采用多种感官相结合的方式,以达到"沟通交流无障碍"或"减少沟通障碍"的目的。

(3)设立正确的期望值及合理的阶段发展目标,坚持不断鼓励的原则。进行自身的纵向比较,不盲目攀比。

(4)教师和家长要根据儿童的发展水平和阶段性学习任务,及时调整训练目标、内容和形式。通过定期的评估和观察记录了解其发展优势和不足,有针对性地选择具体训练目标,恰当地调整语速、句式的复杂程度等,不断提升其整体康复水平。

3. 学龄期听力障碍儿童的沟通训练　沟通交流在人们的生活中具有重要意义,它是分享思想、表达需要、建立理解和亲密关系的重要手段。学龄期儿童已经开始离开家庭,步入学校、社会领域,需要建立更广泛的交际关系。因此,沟通既是学龄期听力障碍儿童的训练难点,同时也是训练的重点。

(1)听力障碍儿童沟通中存在的问题及表现:要达到良好的沟通效果,就必须满足潜在的沟通规则,如:能够分享对方的话题、良好的互动、有次序的轮换、恰当的话题转换以及清晰简明的信息传达。而听力障碍儿童常常会出现违反以上规则的现象,从而造成沟通难以维持。很多听力障碍儿童在出现这些问题时缺乏有效的策略和方法加以应对,因此会积累越来越多的挫折感,丧失与听力健康人群沟通交往的积极性和自信心。

良好的交流方式表现为尊重对方,坦诚表达自身的需求和情感,有恰当的眼神交流和面部表情,在采取策略解决沟通困难时会考虑到对方感受。但有些学龄期听力障碍儿童在交流方式上可能会出现不恰当的行为。

1)被动型交流方式——缺乏互动:在交流中假装听懂,回避和对方的眼神接触,表情怯懦或缺乏表情,有的会撤出交流。从短期表面效果看,这种方式没有造成沟通障碍。但久而久之就会让人感到他不愿积极参与交流,并逐渐忽略其在交流中的地位。

2）攻击型交流方式——控制主导：由于不能很好地理解他人传达的信息，出于自我保护而强势控制交流话题，不给对方表达机会或不礼貌地打断。这种行为常常会让互动者感到不适而中止交流。

3）被动 - 攻击型交流方式——矛盾状态：这类交流者在交流前期采用温和的被动聆听状态，但一旦对方需要其发表意见而其不能理解和应对话题时，他会出现不礼貌的矛盾表现，如"我不知道你在说什么"或"你说的我不感兴趣"。

（2）听力障碍儿童沟通训练的技巧：在康复训练中，训练者应帮助听力障碍儿童尽量掌握全面的沟通技巧，避免或尽可能少地出现交流障碍，提升他们的沟通效能，从而达到良好的融合效果。沟通有效性的提升往往需考虑信息的发出者、接收者、信息内容和环境几个方面的因素。沟通技巧包括：

1）明确表达自身困难和需求，让对方了解需做哪些调整。如，请求对方语速放慢、说话距离近一些或换到较安静的环境。

2）限制使用非特定修补策略，如"啊？什么？对不起？"非特定修补策略不能让对方明确问题所在，不知要做哪些调整，从而难以收到良好效果。

3）恰当地使用特定修补策略。

请求重复全部或部分信息，例如"请你再说一遍""请把后面部分再说一遍"

请求改述信息，例如"你能解释一下吗？"

请求简化信息，例如"你能说得简短一点吗？"

请求确认信息，例如"你说周二去，对吗？"

请求精细信息，例如"请你说详细一点。"

（3）指导学龄期听力障碍儿童使用沟通策略时应注意以下问题。

1）帮助其放松，降低沟通紧张度。

2）积极鼓励：当他尝试使用沟通策略时要给予肯定。

3）循序渐进：从听力障碍儿童感兴趣的角色活动等情境入手，到与熟悉的人沟通，再到现实生活中的应用。

4）给予机会让听力障碍儿童观察他人沟通策略的成功案例；同时了解其他人也会经历沟通挫折。

5）从传达简单信息逐步提升到复杂信息。

6）帮助其建立自我效能感。所谓自我效能感是人们对自身能否利用所具备的技能完成某项任务的自信程度，它会影响投入活动的意愿和努力程度。当人们自我效能感高时，其面对困难时会更坚定。帮助听力障碍儿童体验成就感是提升自我效能感最直接的来源。

三、学龄期听力障碍儿童康复训练的注意事项、问题及主要策略

1. 学龄期听力障碍儿童康复训练的注意事项

（1）听力语言训练应与日常生活和学校学习内容相结合：由于这个阶段的学生每天有较繁重的学习任务，家长可能难以安排充足的听力语言训练时间。为缓解这一矛盾，建议家长可将康复训练与知识学习相结合，或融入日常生活活动中去。

(2) 较大龄开始配戴助听设备（特别是人工耳蜗）的听力障碍儿童，需进行适应性训练：长期没有接受过声音刺激，或常年使用助听器而后植入人工耳蜗的大龄听力障碍儿童，初期可能会不适应新声音的刺激。这时康复人员和家长要耐心引导，展示正面案例帮助其建立信心，并通过系统训练让听力障碍儿童尽快接受、适应新的声音信号。

(3) 在听力语言训练中回避文字等视觉线索：学龄儿童认识很多文字，而听力障碍儿童又有显著的视觉优势，因此，对于听力补偿理想的学龄期儿童，在辨听、记忆、理解等听觉训练中，要回避文字的出现。避免他们通过文字帮助判断语言内容和记忆复述。

(4) 根据患者个体水平可考虑给予唇读等多感官能力训练：对于接受听力干预和康复训练过晚、存在蜗后病变或复合残疾等听力障碍儿童，单纯通过聆听发展口语可能较困难，可在听力训练的基础上，尝试增加唇读辅助，必要时也可考虑使用手语的学习模式。

(5) 通过听力、康复、心理、教育等多学科团队的支持，在康复训练中注重提升听力障碍儿童入普后的沟通、学习能力，达到良好的融合效果。

2. 学龄期听力障碍儿童的学习困难及对应策略　听力障碍儿童在进入普通学校后会遇到或多或少的学习及融合问题，这些问题和困难如不能得到有效缓解，很可能会打击听力障碍儿童的自信心，出现不愿上学、回避交流等心理障碍。

(1) 聆听困难及对策：在学校的自然环境中，因未进行良好的环境处理，会存在大量噪声、混响，老师或同学可能在较远距离讲话，这些都会给听力障碍儿童带来聆听困难。导致听力障碍儿童在课上常常出现注意力不集中、不持久的情况。

1) 进行充分的听觉训练：包括噪声环境的听取训练、正常或偏快语速的聆听训练、主动聆听的听觉训练等。

2) 请求老师给予适当的座位调整：尽量远离门窗、走廊、空调或电扇等噪声源；根据助听设备的最佳聆听距离，不要远离老师以满足较好的聆听需求。

3) 使用无线调频系统：无线调频系统可以很好地解决环境噪声、混响和距离带来的问题，大大改善听力障碍儿童的听课效果。

4) 确保听力障碍儿童能够使用和简单维护自己的助听设备：家长须教会儿童掌握助听设备的佩戴和简单的使用、保护方法，并能够向别人进行介绍和讲解。书包内要放置助听设备的备用电池以备不时之需。学龄期听力障碍儿童能够对无线调频系统进行保管、充电和更换电池。

5) 对听觉能力发展不理想的儿童，可以帮助其培养一定的唇读能力以辅助聆听。

(2) 理解和学习困难及对策：听力障碍儿童在学校中的课程知识学习、与同学参与社会活动等方面可能会遇到不同程度的困难，而良好的康复训练能够提高和促进他们的教育经验。

1) 阅读困难：部分听力障碍儿童由于缺乏丰富的词汇、对复杂句式结构不熟悉、比喻句和多义词理解不佳等因素而影响其阅读理解能力。阅读理解是掌握各学科知识的能力基础，该技能的落后会阻碍知识的整体发展。

[处理策略]提升听力障碍儿童主要交流者口语互动中句式结构和词汇水平的难度和广度。引导听力障碍儿童通过聆听和阅读获取丰富的语言内容,扩展词汇量和知识的广度,学习写作技巧。

2）写作困难:在听力障碍儿童的写作中常常会表现出句式结构过于简单或语法错误、词汇贫乏的问题,更重要的是由于缺乏丰富的想象力以及信息知识涉猎不足,不能突出所要表达的核心思想,缺乏生动的描写,只关注于表面细节。

[处理策略]在训练中注重听力障碍儿童的观察分析能力、逻辑思维能力、想象力和创造力等认知技能的全面发展。

3）不能准确、快速理解和执行老师的指令:当老师在课堂上提出要求后,常常是听力健康儿童已完成指令,而听力障碍儿童还在迷惑不知所措,或不能清楚记下老师所留的作业任务。

[处理策略]确保助听设备处于优化状态;入学前教给听力障碍儿童必要的词语内容,如把书翻到某页、朗读、起立、作业等。

4）学习和沟通障碍引发社会心理问题:其包括社会隔离、移情困难（如缺乏同情心）、不了解和关注伙伴的兴趣和习惯、有挫败感、有威胁感等。听力损失程度越重,社会心理调整的困难越大。很多听力障碍儿童被同学和老师视为能力较差的个体,因此其自我认知和社会成熟度较低,常有被排斥的感觉,自尊心受到打击,与主流社会难以融合。

[处理策略]协助并鼓励听力障碍儿童家长与老师和同学家长积极沟通,介绍儿童的情况和需要,例如,请老师把作业写下来;帮助儿童参与伙伴们的集体活动,促进其与主流群体的融合;帮助听力障碍儿童建立自我接纳的正面和乐观的生活态度;学习如何进行自我代言;愿意关注和帮助他人,喜欢与人交流;帮助听力障碍儿童建立良好的作息习惯。这些能力的培养有助于儿童适应在校生活。

（卢晓月）

第五节　听力障碍儿童听能管理

听能管理（hearing management）是近年提出的,它是在传统的听力服务基础上提出管理的理念。听能管理要求听力专业人员通过各种活动及培训家长、康复教师等方式及时、主动发现儿童的听力问题,并给予及时纠正,以确保听力障碍儿童随时保证最佳的聆听效果。从事听能管理的听力师主要工作在康复机构、特殊学校等,与听力障碍儿童、家长和教师有着密切接触,具备为听力障碍儿童提供全面服务的条件。

儿童的听力不是一成不变的,听力障碍儿童配戴助听器或植入人工耳蜗后需要定期对其裸耳听力及助听效果进行随访、评估,以保证听力障碍儿童保持最佳听觉补偿状态,进一步达到理想的康复效果。听能管理的目的就是给听力障碍儿童提供尽可能全面的听力学专业服务和管理,包括听力诊断、根据听力损失程度指导儿童进行助听器验配或植入人工耳蜗、定期进行助听效果评估、根据儿童需要提供无线调频系统、对儿童所处聆听环境进行声学处理等,使听力障碍儿童助听辅听设备的使用效果保持在最佳状态,最大效能地发挥作用,为康复打下良好的基础。要达到听能管理的目的,需要听力师、家长、教师及所有和听力障碍儿童康复有关人员的共同参与。

一、听能管理的主要工作内容

1. 尽早明确诊断　当新生儿听力筛查未通过,或家长在生活中发现儿童对声音不敏感时,应及时去正规医院的耳鼻咽喉科或听力障碍儿童康复机构就诊。医师或听力师在病史询问、耳科检查后,会完善一系列主、客观听力测试,如行为测听、言语测听、脑干诱发电位、耳声发射、声导抗等测试,同时结合影像学及基因检测结果,明确诊断。听力障碍的完整诊断包括耳聋程度和性质的诊断,同时尽可能查找病因。

2. 尽早选配适宜的助听设备　当儿童确诊为感音神经性听力损失,多不能通过临床治疗恢复听力,只能尽早选配合适的助听器或植入人工耳蜗,进行听力语言康复训练。助听辅听设备不是商品,不能随意买卖,须到正规医院或机构由专业听力师根据儿童听力损失的程度和性质进行科学选配和调试,使助听设备发挥最大的效能。既不能补偿不够,也不能过度放大,保证儿童在听得见、听得清的基础上学会说话。

3. 对听力障碍儿童进行主动、定期听能评估　听力障碍儿童听力损失程度并不是永远不变的。如一些患有前庭水管扩大综合征的儿童,在遇到感冒或头部磕碰时,听力会发生波动,而一些儿童常见的疾病如中耳炎等,也会导致听力波动。有一些儿童听力本身虽然相对稳定,随着对测试的理解和配合程度不同,测试结果也会有所变化。同时,助听设备在不断使用的过程中,性能指标也会变化。因此,听力师要主动、定期追踪评估听力障碍儿童的听能状况和助听设备的使用情况,根据评估结果调试助听设备,优化助听效果。

4. 声学环境的维护和无线调频系统的正确使用　随着助听器和人工耳蜗技术的日新月异,基本能满足听力障碍儿童在安静环境、近距离的聆听需求。但在一些特殊的场所,如集体教学课堂、超市等,环境噪声、距离、混响将明显影响儿童的聆听效果,这时就需要对儿童所处的声学环境进行优化处理,对墙壁、屋顶、地面进行吸声处理、对家具进行声学处理,如使用无过敏现象的地毯、厚窗帘、为椅子腿垫上垫子、使用小的课桌减少声反射的面积,根据需要为儿童选配无线调频系统等,以提高听力障碍儿童的言语感知能力和理解力。儿童所处的家庭环境也可通过上述处理为儿童创造一个良好的声学环境。

5. 听能档案的规范建立和管理　所有接受听能管理服务的听力障碍儿童,都应有一份完整的听能档案。从听力障碍儿童第一次就诊开始,记录儿童每次接受听力服务的内容、听力检测的结果、助听设备的功能状况、参数设定、听力师的评语及对家长和教师的建议等,完整的听能档案对于动态监测听力障碍儿童的听能状况、制订合理的康复教学计划、评估康复效果起到重要的作用。

6. 相关人员及知识的培训　在听力障碍儿童康复过程中,参与听能管理工作的除了听力师,还有听力障碍儿童家长、康复教师、言语矫治师、耳科医生等和儿童密切接触人员,尤其是与儿童接触最为密切的家长和教师均应了解听能管理知识,掌握相关技能。定期对上述人员进行培训。根据听力障碍儿童的不同成长阶段和需求,制订详细的培训计划和内容,培训形式灵活多样,注重实用性和可操作性,使家长和老师完成培训后,能利用相关知识和技能随时了解儿童的听能状况,及时发现问题与听力师联系,使听能管理工作真正落实到听力障碍儿童的日常生活和教学中。

二、听能管理团队成员的职责

听能管理需团队合作,团队成员主要包括听力师、康复教师、家长或其监护人。根据儿童康复过程中的实际需求,还需要相关学科的专业人员参与,如耳鼻咽喉科医生、言语矫治师、精神心理师等。其中听力师起着主导作用,是听能管理服务的主要实施者和指导者,而家长和教师则是听能管理工作有效开展不可或缺的角色。

(一)听力师的职责

1.建立听力障碍儿童听能管理档案。

2.明确听力学诊断,科学选配助听设备。

3.动态监测听力障碍儿童听觉能力及助听辅听设备的使用状况。

4.指导教师和家长创设良好的聆听环境。

5.对教师和家长进行相关知识的培训和指导。对于经过康复进入普通小学的学龄期听力障碍儿童,学校的声学环境比较复杂,噪声、混响、距离都给听力障碍儿童的聆听带来一定的挑战,老师和同学说话的语速也比较快。听力师应指导家长提前加强听觉能力的训练,尤其是噪声环境下的选择性听取及正常语速的聆听训练。指导家长与学校老师沟通适合的座位安排,必要时使用无线调频系统。

6.组织疑难病例会诊。对于在诊断上或康复上疑难的病例(如可疑蜗后性听力损失、复合残疾等),可由听力师组织会诊,邀请相关学科的专家共同参与,制订相应的康复措施,并跟踪康复效果。

(二)康复教师的职责

1.了解相关的听力学知识。在听力障碍儿童的康复过程中,康复教师是接触儿童、观察儿童最多的人之一,在听能管理中起着重要的作用。康复教师要学习和了解基本的儿童听力学知识、会看听力图、了解常见品牌、型号助听器的适配范围、会判断儿童的助听效果是否满意、能及时发现儿童听力的异常和助听辅听设备的故障。

2.熟悉听力障碍儿童的听能状况,及时向听力师反馈信息。康复教师可以通过点名及观察儿童在教学活动中的表现,了解听力障碍儿童的听能状况及助听设备的使用情况,发现异常,及时向听力师反映,找出原因,给予处理。

3.掌握助听辅听设备的正确使用及保养方法:熟练掌握各种助听设备的正确使用和保养方法,会使用听能保养包对助听设备进行检测,对已使用无线调频系统的听力障碍儿童及康复机构,康复教师应掌握无线调频系统的基本知识和规范的使用、保养方法。

（三）家长职责

1. 了解相关听力学及听力障碍儿童康复知识。家长应通过各种培训班，或一对一的听能指导培训，多种渠道了解儿童听力学的基本知识，及听力障碍儿童康复的科学理念和方法，并能将这些知识和方法正确运用到听力障碍儿童康复过程中。

2. 了解儿童的听能状况，配合听力师选择适合的助听设备。家长是听力障碍儿童最亲近的人，也是对儿童既往病史最熟悉的人，应如实向听力师提供儿童的听力状况及既往的医学资料，配合听力师进行听力测试，明确诊断，为儿童选配适合的助听设备。

3. 掌握助听辅听设备的正确使用及保养方法。家长应掌握儿童所佩戴助听设备的型号、正确使用与保养方法，会对助听设备进行基本监听及检测，及时发现异常。对于学龄期听力障碍儿童，应教会其基本的助听设备使用和保养方法，确保孩子能向别人介绍自己的助听设备和注意事项。

4. 定期带儿童进行听力评估，加强日常生活中的观察，及时向听力师及康复教师反馈儿童出现的问题。在生活中注意观察儿童的听觉反应、在不同环境中的听觉状况、助听设备的配戴情况、言语康复中所学各项技能的掌握情况、言语运用能力等，发现问题，及时向康复教师和听力师反馈，接受指导。

5. 为儿童创设良好的声学环境。在康复初期，儿童需要安静的聆听环境，可在家庭中利用窗帘、桌布、地毯等对家庭声学环境进行简单处理，减少噪声、混响对儿童聆听的影响。随着康复进展，逐步过渡到自然环境。尽可能为儿童选配个人无线调频系统，帮助听力障碍儿童听得更清楚，学习更有成效。对于学龄期听力障碍儿童，应与老师沟通儿童的座位安排，尽量远离窗户、走廊、空调及电扇以减少噪声干扰。

听能管理是一项系统工程，需要听力师、康复教师、家长及所有与听力障碍儿童康复相关的人员共同努力，相互配合，为听力障碍儿童提供全面、规范的听力学服务及听能管理，为听力言语康复提供有力保障。

（苗 艳）

第六节 听力障碍儿童心理问题和干预

"十聋九哑"形象地反映了听力障碍对儿童言语、语言能力的影响。事实上，听力障碍特别是先天性听力障碍对儿童发展的影响远远不局限于言语、语言能力。1982年，布斯罗德从多个方面概括了先天性听力障碍对儿童发展的影响。综合近年来的研究，可以看出听力障碍对儿童心理发展的影响主要体现在认知发展、个性和社会性发展等方面。

在认知方面，听力障碍影响儿童的交流能力和运用语言进行思维的能力，因而会影响听力障碍儿童的认知能力。研究显示，出生后到6月龄，听力障碍儿童与听力健康儿童精神发育无任何差别。从12月龄开始，听力障碍儿童精神发育逐渐落后于听力健康儿童。12月龄时落后约1个月，36月龄时落后近2个月。随着年龄的增长，听力障碍儿童和听力健康儿童的智力水平都在增加，但听力障碍儿童智力发展的速度低于听力健康儿童。3 岁时两者智力水平相差 1～2 个月，以后差距逐渐增加——5～6 岁时差距增至 12 个月，7 岁时达 18 个月。与听力健康儿童相比，听力障碍儿童的手眼协调和伴随记忆发展较好，形象思维、空间知觉发展稍落后，而抽象思维、色彩记忆和分析综合能力发展明显落后。但听力障碍并不必然导致儿童认知发展异常，在给予及时、有效干预的情况下，听力障碍儿童同样可以遵循听力健康儿童的认知发展规律，获得与听力健康儿童一样的认知能力。

在个性和社会性发展方面，目前普遍认为听力障碍儿童的人格发展可能存在外显和内隐两类问题。外显问题表现为存在注意缺陷或者行为过于活跃。内隐问题表现为自我评价低，有自卑、焦虑和孤独感等。在社会性发展方面，部分听力障碍儿童由于语言发展迟缓，造成内部注意力发展水平低下、自我意识能力差，难以准确地剖析自己和他人的思维、情感体验等，因而交往能力差，交往中存在程度不同的对人焦虑。部分听力障碍儿童的社会适应能力明显低于听力健康儿童，不仅体现在交往能力上，也体现在运动能力不足，参加集体活动和自我管理能力不足等方面。

因此，认识听力障碍儿童常见精神心理问题，并及时采取措施进行心理评估和心理康复有重要意义。心理评估是指在生物 - 心理 - 社会医学模式的共同指导下，综合运用谈话、观察、测验的方法，对个体或团体的心理现象进行全面、系统和深入分析的总称。心理康复是运用系统的心理学理论与方法，从生物 - 心理 - 社会角度出发，对听力障碍儿童的身体结构与功能、活动和参与以及环境因素等进行心理干预，提高听力障碍儿童的心理健康水平。本节对听力障碍儿童常见心理问题、心理评估、心理康复进行介绍。

一、听力障碍儿童的常见心理问题

由于听力障碍对儿童发展的影响，听力障碍儿童在临床上存在各种精神心理问题。听力障碍儿童患心理障碍疾病的流行病学研究基本空白，仅有部分研究对听力障碍儿童的心理障碍进行了初步的总结。国外有研究显示，在重度和极重度听力障碍儿童中，患多重障碍的比例高达 25%，其中伴学习困难占 9%，伴精神发育迟滞占 8%，伴情绪或行为障碍占 4%。2005 年，美国加劳德特大学的研究结果显示，听力障碍儿童中约 60.7% 是单纯听力障碍，约 39.3% 合并其他障碍。其中伴精神发育迟滞者占 8.7%，伴发育性迟缓者占 4.8%，伴学习障碍者占 8.3%，伴注意缺陷多动障碍者占 5.6%，伴情绪障碍者占 2.0%，伴孤独症者占 1.6%。这两项研究显示听力障碍儿童在某些心理障碍的患病率稍高于听力健康儿童，但这些研究均受限于样本量少、诊断标准欠统一、儿童听力障碍的严重程度不一致、康复模式不同、康复效果衡量标准不统一等问题。理论上讲，在给予及时、有效干预的情况下，听力障碍儿童与听力健康儿童心理障碍患病率大致相同。详细了解听力障碍儿童群体各个心理障碍的患病率仍需要大规模的流行病学调查。下文将介绍几种起病于儿童期的常见儿童精神心理疾病。需要指出的是，听力障碍儿童诊断以下疾病时，应充分考虑其听觉语言的影响，慎重诊断。一般来讲，听力障碍儿童经过听力补偿、听力重建后，且经过系统的听力语言康复训练，如果仍符合以下疾病的诊断标准，再行并列诊断。

（一）精神发育迟滞

精神发育迟滞（mental retardation，MR）又称精神发育不全（mental hypoplasia），指一组起病于 18 岁以前精神发育不全或受阻的综合征，主要表现为智力低下伴社会适应能力缺陷。以在发育阶段的能力损害为主要特征，包括认知、语言、运动和社会能力等不同程度的低下，世界卫生组织（WHO）报道在全球各国家和地区精神发育迟滞的患病率一般为 1%～3%。

精神发育迟滞的主要临床症状是智力低下，社会适应能力差，可伴有一些精神症状和躯体疾病，但是不同类型、不同程度者表现各异。早期往往有以下表现：①喂养困难、睡眠过多而不易唤醒、哭声异常、注视手和玩手在 6 月龄以上仍持续存在等；②对周围事情缺乏兴趣或兴趣短暂，反应迟钝，精神不集中，无目的地多动，自控能力差，不喜欢与人交往，无依恋情感；似乎听力、视力异常，但客观检查无异常；③运动发育如俯卧抬头、坐、站、走等动作较正常儿童落后 2～3 个月或以上；尤其走路更明显，往往要三四岁或四五岁才会自己走，而且走不稳；④言语发育落后，患儿在 7～8 月龄时不会模仿声音，1 岁左右不会叫爸爸妈妈，1 岁半能说的字达不到十来个、不能听懂简单的指令，2 岁左右不会问简单问题；⑤具有特殊外貌者，常提示患有染色体病或遗传代谢病。

一般根据智力水平、适应能力、训练后达到的水平将精神发育迟滞分为轻度、中度、重度、极重度四级，具体见表 2-6-1。

表 2-6-1 精神发育迟滞分级表

分度	轻度	中度	重度	极重度
占精神发育迟滞百分比	大多数	10%～20%	1%	极少见
智力水平	50～69	35～49	20～34	20以下
适应能力	学习成绩差（在普通学校中学习时常不及格或留级）或工作能力差（只能完成较简单的手工劳动）	不能适应普通学校学习，可进行个位数的加、减法计算；可从事简单劳动，但质量低、效率差	表现显著的运动损害或其他相关缺陷，不能学习和劳动	社会功能完全丧失，不会逃避危险
训练后达到的水平	能在指导下从事简单劳动，学习简单技术	能学会一些简单劳动，生活需人督促和照顾，缺乏自发性	经过训练学会自己吃饭及基本卫生习惯，在监护下生活，不能进行生产劳动	生活完全不能自理

（二）学习障碍

学习障碍（learning disabilities，LD）指发生在儿童的一组综合征，这类儿童在倾听、阅读、书写、表达、推理、计算等方面的基本心理过程存在一种或一种以上的特殊性障碍。这类儿童智力正常，学习困难亦非情绪障碍或教育剥夺所致。主要包括阅读障碍、计算障碍、书写障碍等。学习障碍在全部人口的患病率是 2%～

10%,男女比例为 4.3 : 1。临床表现在不同年龄段不同。

幼儿早期表现好动、好哭闹,对外刺激敏感和容易过激反应。亲子关系不良可能会导致母子语言和情感沟通减少,进而影响儿童的语言发展和情绪分化。好动和易兴奋会使许多母亲感到哺育棘手,因而容易招致母亲的情感忽略。

进入幼儿期有些发生不同程度的语言发育问题,说话偏迟、揪头发、啃咬指甲、扔东西、哭闹、攻击倾向、动作缺乏目的性、对刺激过激反应、伙伴交往不良、语言理解和表达缺欠等。这使得儿童出现团体适应困难,并且认知发展不平衡或对某些狭窄领域的东西感兴趣,而对他人的活动缺乏关注。

学龄期表现为阅读障碍、视空间障碍、书写困难等。

1. 阅读障碍(dyslexia) 其表现为儿童读字遗漏或增字、阅读时出现"语塞"或太急、字节顺序混乱、漏行、阅读和书写时视觉倒翻、不能逐字阅读、计算时位数混乱和颠倒;默读不专心,易用手指进行阅读;若是英语或拼音可整体读出,但不能分读音节;组词读出时不能提取相应的词汇,对因果顺序表达欠佳,并且命名物体困难。

2. 视空间障碍(visual spatial disorder) 其特征是儿童手指触觉辨别困难,精细协调动作困难,顺序和左右认知障碍,计算和书写障碍。有明显的文字符号镜像处理现象,如把 p 视为 q、b 为 d、m 为 w、wm 为 mw、6 为 9、部为陪等。计算时忘记计算过程的进位或错位,直式计算排位错误,抄错抄漏题,数字顺序颠倒,数字记忆不良,从而导致量概念困难和应用题计算困难。结构性障碍使视觉信号无法传入运动系统,从而使空间知觉不良,方位确认障碍。因此易出现空间方位判断不良,判断远近、长短、大小、高低、方向、轻重以及图形等的困难。

3. 书写困难(dysgraphia) 其表现为儿童缺乏主动书写,手技巧笨拙(如不会使用筷子、穿衣系扣子笨拙、握持笔困难、绘画不良),写字丢偏旁部首或张冠李戴,写字潦草难看,涂抹过多,错别字多。

(三)注意缺陷多动障碍

注意缺陷多动障碍(attention deficit hyperactivity disorder,ADHD)主要表现为与年龄不相称的注意力分散,注意广度缩小,不分场合地过度活动,情绪冲动并伴有认知障碍和学习困难,智力正常或接近正常。根据报道 ADHD 的患病率为 3%~5%,男女比例为 4 : 1~9 : 1。主要临床表现为注意力不集中,冲动和活动过多三大症状。不同的个体,三大症状的轻重不同。

1. 注意缺陷方面 表现为没有注意到细节,粗心大意,无法持续注意力于较枯燥重复的内容,注意力分散,别人对他讲话时心不在焉,没耐心听完指令或吩咐,需要不停地提醒日常生活的事情,东西很乱,忘东忘西,丢三落四,弄丢常用的东西,没有时间观念。

2. 多动方面 表现为跑来跑去,爬高爬低,不怕危险,精力旺盛,不觉得累,坐不住甚至离开位子,坐时身体扭来扭去、动来动去或玩弄手指,在玩耍时较吵而需要提醒其小声一点儿。这些孩子动作比较粗鲁,运动协调不佳,常会有意无意地碰触别人,肢体动作多,容易惹人厌或被误会爱打人。爱讲话,甚至在不该说话时讲个不停。

3. 冲动方面　主要表现为没有耐心，不管别人多忙或别人在谈话，他会打断人家或是插嘴；别人对他说话时他也会没有耐心听别人讲完，会接话或急着回答；对于很多事情可能会好管闲事、热心过度，常会替别人出主意，当别人不听他的意见时就会产生冲突或不愉快。不愿意排队买东西或玩，比较难与他人轮流替换，即使不得不排队，他也会表现出比较不耐烦或不高兴的样子。另外，还出现一些其他症状，比如学习成绩低下、神经运动和神经生理功能异常、品行问题、社交问题、情绪异常等。

(四)孤独症谱系障碍

孤独症谱系障碍（autism spectrum disorder，ASD）常起病于幼儿期，是以社会交往障碍和局限性、刻板性、重复性行为为主要特征的心理发育障碍。第二次全国残疾人抽样调查结果显示，我国 0～6 岁精神残疾（含多重）儿童占儿童总数的 1.10‰，约为 11.1 万人，其中孤独症导致的精神残疾儿童占到 36.9%，约为 4.1 万人。

孤独症谱系障碍症状复杂，但主要表现为以下临床症状：社会交往障碍、交流障碍、兴趣狭窄和刻板重复的行为方式。其中社会交往障碍是核心缺陷。

1. 社会交往障碍方面　儿童孤独症患儿在社会交往方面存在质的缺陷，他们不同程度地缺乏与人交往的兴趣，也缺乏正常的交往方式和技巧。具体表现随年龄和疾病严重程度的不同而有所不同，以与同龄儿童的交往障碍最为突出。

（1）婴儿期：患儿回避目光接触，对他人的呼唤及逗弄缺少兴趣和反应，没有期待被抱起的姿势或抱起时身体僵硬，不愿与人贴近，缺少社交性微笑，不观察和模仿他人的简单动作。

（2）幼儿期：患儿仍然回避目光接触，常呼之不应，对主要抚养者常不产生依恋，对陌生人缺少应有的恐惧，缺乏与同龄儿童交往和玩耍的兴趣，交往方式和技巧也存在问题。患儿不会通过目光和声音引起他人对其所指事物的注意，不会与他人分享快乐，不会寻求安慰，不会对他人的身体不适或不愉快表示安慰和关心，常常不会玩想象性和角色扮演性游戏。

（3）学龄前期和学龄期：随着年龄增长和病情的改善，患儿对父母、同胞可能变得友好而有感情，但仍然不同程度地缺乏与他人主动交往的兴趣和行为。虽然部分患儿愿意与人交往，但交往方式和技巧依然存在问题。他们常自娱自乐，独来独往，我行我素，不理解也很难学会和遵循一般的社会规则。

（4）成年期：仍然表现为缺乏社会交往的兴趣和技能，虽然部分患者渴望结交朋友，对异性也可能产生兴趣，但是因为对社交情景缺乏应有的理解，对他人的兴趣、情感等缺乏适当的反应，难以理解幽默和隐喻等，较难建立友谊、恋爱和婚姻关系。

2. 交流障碍方面　患儿在言语交流和非言语交流方面均存在障碍，其中以言语交流障碍最为突出，通常是患儿就诊的最主要原因。言语交流障碍包括言语发育迟缓或缺如、言语理解能力受损、言语形式及内容异常、语调、语速、节律、重音等异常、言语运用能力受损。例如患儿常存在即刻模仿言语，即重复说他人方才说过的话；延迟模仿言语，即重复说既往听到的言语或广告语；刻板重复言语，即反复重复一些词句、述说一件事情或询问一个问题。患儿可能用特殊、固定的言语形式与他人交流，并存在答非所问、语句缺乏联系、语法结构错误、人称代词分辨不清等表现。患儿主动言语少，多不会用已经学到的言语表达愿望或描述事件，不会主动提出话题、维持话题，或仅靠其感兴趣的刻板言语进行交流，反复诉说同一件事或纠缠于同一话题。部分患儿会用特定的自创短语来表达固定的含义。非言语交流障碍包括患儿常拉着别人的手伸向他想要的物品，但是其他用于沟通和交流的表情、动作及姿势却很少。他们多不会用点头、摇头以及手势、动作表达想法，与人交往时表情常缺少变化。

3. 行为方式方面 孤独症患儿倾向于使用僵化刻板、墨守成规的方式应付日常生活。具体表现有兴趣范围狭窄、行为方式刻板重复、对非生命物体的特殊依恋、刻板重复的怪异行为。患儿兴趣较少，感兴趣的事物常与众不同。患儿通常对玩具、动画片等正常儿童感兴趣的事物不感兴趣，却迷恋于看电视广告、天气预报、旋转物品、排列物品或听某段音乐、某种单调重复的声音等。部分患儿可专注于文字、数字、日期、时间表的推算、地图、绘画、乐器演奏等，并可表现出独特的能力。患儿常坚持用同一种方式做事，拒绝日常生活规律或环境的变化。如果日常生活规律或环境发生改变，患儿会烦躁不安。患儿会反复用同一种方式玩玩具，反复画一幅画或写几个字，坚持走一条固定路线，坚持把物品放在固定位置，拒绝换其他衣服或只吃少数几种食物等。

（五）情绪障碍

儿童情绪障碍是涉及以焦虑、恐惧和强迫症状为主要表现的一组疾病。既包括了特发于儿童期的情绪障碍，如儿童分离焦虑障碍、儿童恐惧障碍、儿童社交焦虑障碍、同胞竞争障碍；也包括了在儿童期出现的各种类型成年期的神经症、癔症和应激相关障碍。

国外综合各项流行病学研究后发现分离性焦虑障碍患病率为2.4%~6.1%，过度焦虑障碍患病率为2.9%~4.6%，特定恐惧症为2.9%~9.2%，社交恐惧症为1%。我国有研究报道焦虑障碍患病率为5.66%。临床表现主要有焦虑、恐惧、强迫。

1. 焦虑（anxiety） 焦虑主要表现有焦虑情绪、不安行为和自主神经系统功能紊乱等三方面的症状。儿童在情绪上多表现为烦躁、哭泣或吵闹，无论在饥饿或饱餐、寒冷或温暖、倦怠或清醒之时均哭闹，难以安抚和照料，不易抚养。大一些儿童常表示害怕、恐惧，或有大祸临头的不祥感觉，在行为上表现胆小，不愿意离开亲人，惶恐不安，哭泣，拒绝上学。自主神经系统功能紊乱症状，以交感神经和副交感神经兴奋症状为主，多有呼吸急促、闭气、胸闷、心慌、头晕、头昏、头痛、出汗、恶心、呕吐、腹痛、口干、四肢发冷、腹泻、便秘、尿急、尿频、失眠、多梦等。

2. 恐惧（phobia） 恐惧是正常儿童心理发展过程中普遍存在的一种情绪体验，是儿童对周围客观事物一种正常的心理反应。许多恐惧不经任何处理，随着年龄增长均会自行消失。

3. 强迫（obsessive compulsive） 仪式和重复性行为在年幼儿童中十分普遍，随着年龄增长该动作逐渐消失，不应视为病态。与成人类似，儿童期强迫障碍是以强迫观念和强迫动作为主要症状，伴有焦虑情绪和适应困难的一种心理障碍。

儿童分离焦虑障碍、儿童恐惧障碍、儿童社交焦虑障碍、同胞竞争障碍等的诊断除满足情绪障碍的临床表现外，均需要病程持续一定时间，而且情绪问题引起了有临床意义的社交、学业或其他重要功能的损害。

（六）儿童一般行为问题

儿童一般行为问题（general behavioral problems in children）是指在儿童发育过程中出现并引起抚养者烦恼的单个行为异常。不同年龄阶段有不同的行为问题，各种异常现象持续的时间也长短不等。随着年龄的增长、教育或环境的变化均可逐渐消失。

儿童一般行为问题主要包括：遗尿、遗粪等大小便控制障碍；多梦、夜惊、梦魇、睡眠不安、磨牙等睡眠障碍；偏食、挑食和食欲缺乏等进食问题；吮吸手指、咬指甲、拔毛发和活动过多等运动性行为问题；说谎、攻击性、破坏性、违拗、嫉妒和退缩等社会性行为问题；害羞、依赖性、过分敏感、发脾气、屏气发作、易怒等性格行为问题。

1. 发脾气　发脾气（temper tantrum）指儿童在受到挫折后哭叫吵闹的现象。该行为的发生与儿童的素质和所受的教育有关。困难气质儿童易于出现这种现象。父母过度溺爱，有求必应，这样培养出的儿童，在要求未能满足时，即会发脾气，长久以后则形成好发脾气的习性。发脾气在各年龄阶段均可出现，以幼儿期和学龄前期更为常见，50%～80% 的 1～4 岁儿童每周发一次脾气，表现为抽泣、哭喊、尖叫和屏住呼吸的行为。在听力障碍儿童中，发脾气的持续时间会延长、发脾气的次数会更多。这种表现在他们能够感受到语言的第二年更加突出，这个阶段，儿童的语言表达落后于语言理解的能力，因此更容易出现发脾气。

2. 吮吸手指　吮吸手指（finger sucking）指儿童自主与不自主地反复吮吸拇指、示指等手指的行为。形成儿童吮吸手指的原因是多方面的，从最初的生理反射性行为发展为不良行为习惯与对儿童的教育及教育环境不当有关。如对儿童关心少、玩具少，儿童不能从外界环境获得丰富的刺激，而以吮吸手指为游戏。如果不及时阻止，甚至还给予强化，这种行为即可持续发展而固定下来形成不良行为习惯。特别是有心理矛盾冲突与情绪问题者更容易出现。

3. 咬指甲　咬指甲（nail biting）是儿童期常见的不良习惯性行为。其开始于3～6 岁，持续至青春期，发生的高峰年龄在男性为 12～13 岁，女性为 8～9 岁。该行为的发生与心理紧张和情绪不稳有关。一些儿童首先是在焦虑紧张时咬指甲，通过这种行为可以减轻自我紧张，长久以后则形成行为习惯，也有儿童是在模仿其他人咬指甲后而形成习惯的。

二、听力障碍儿童的心理评估和心理干预

（一）心理评估

心理评估是了解听力障碍儿童心理发展水平的重要手段。儿童心理评估的方法很多，分类也不统一，现在最常用的分类是依据评估功能进行划分。

1. 心理评估的方法和内容　心理评估的方法包括非正式的评估方法（如观察法）和正式的评估方法（如访谈法、评定量表法、调查法和心理测验法）。心理测验

是其中主要的评估手段。按照心理测验的功能可将心理测验分为以下类别：①发展量表；②智力测验；③适应行为量表；④成就测验；⑤儿童气质量表；⑥儿童行为量表；⑦其他测验。针对上节提到的儿童常见的各种心理问题，表 2-6-2 列出了各种常见的心理问题可采用的评估方法。表 2-6-3 列出了我国常用的各种心理测验，这些心理测验通常在国内、国外都广泛使用，同时也具有较好的常模、信度、效度等心理测量学指标。在本节主要介绍听力障碍儿童康复中常用的发展量表中的 Griffiths 精神发育评估量表，以及操作性智力测验中的希-内学习能力测验。

表 2-6-2　常见心理问题可参考评估方法的方案

评估方面	发展量表/智力测验	适应行为量表	成就测验	儿童气质量表	儿童行为量表	其他评估工具
精神发育迟滞	*	*		*	*	
学习障碍	*	*	*	.		学习障碍筛查表
注意缺陷多动障碍	*	*			*	注意力测试
孤独谱系障碍	*	*			*	孤独症相关评估工具
情绪障碍		*			*	情绪量表
儿童一般行为问题		*		*	*	

注：* 为适合此种检查方式。

表 2-6-3　儿童精神医学常用心理测验

类型	测验名称	适用年龄	我国应用情况	说明
发展量表	丹佛发育筛查测试（DDST）	2 月龄～6 岁	我国修订，区域常模	W.K.Frankenberg 等编制，分为个人社会技能、精细运动、粗大运动、语言四个部分
	Gesell 发展量表（GDDS）	4 周龄～6 岁	我国修订，区域常模	Gesell 等在 1940 年编制而成，分为适应行为、大运动行为、精细运动行为、语言行为、个人-社会行为五个部分
	Bayley 婴儿发展量表（BSID）	2 月龄～2 岁半	我国修订，全国常模	Nancy Bayley 在 1969 年编制而成，分为心理量表、运动量表、婴儿行为记录三个部分
	Griffiths 精神发育评估量表（GMDS）	0～7 岁	我国修订，全国常模	由 Ruth Griffiths 于 1954 年编制而成，分为运动、个人与社会、听力与语言、手眼协调、操作、推理六个部分
智力测验	韦氏幼儿智力量表（WPPSI）	4 岁～6 岁半	我国修订，全国常模	Wechsler 在 1967 年编制而成，分为言语和操作两个分量表
	韦氏儿童智力量表（WISC）	6～16 岁	我国修订，全国常模	Wechsler 在 1949 年编制而成，分为言语和操作两个分量表

续表

类型	测验名称	适用年龄	我国应用情况	说明
	斯坦福 - 比内测验（S-B）	2～18 岁	无我国常模	Binet 等在 1905 年编制而成，第四版保罗言语推理、抽象 / 视觉推理、数量推理、短时记忆四个分量表
	瑞文标准推理测验（SPM）	5～16 岁	我国修订，全国常模	Raven 等在 1938 年编制而成，评估受试者的非语言智力功能，由系列图案项目组成
	麦卡锡儿童智能量表（MSCA）	2 岁半～8 岁半	我国修订，全国常模	D.McCarthy 在 1972 年编制而成，分为言语、直觉操作、数量、记忆、运动五个部分
适应行为量表	文兰社会成熟量表	0～25 岁	我国修订，区域常模	Vineland 在 1935 年编制而成，分为一般自理、进食自理、穿衣自理、行走、职业、交往、自我管理、社会化 8 个分量表
	婴儿一初中生社会生活能力量表	6 月龄～14 岁	我国修订，全国常模	日本三木安正编制，分为独立生活能力、运动能力、职业能力、沟通能力、社会化、自我管理六个领域
	儿童适应行为评定量表	3～12 岁	我国编制，全国常模	1990年我国编制，分为独立功能、认知功能、社会 / 自制三个因子
成就测验	斯坦福系列成就测验	6 岁以上	无我国常模	斯坦福系列成就测验共包括 20 个分测验，分为 13 个水平，每个水平有 5～13 个分测验。这些分测验包括以下方面，声音和字母、单词学习技能、辨认单词、词汇、理解句子、阅读理解、听单词和故事、听力理解、语言艺术、语言技巧、语言表达、研究技能、拼写、数字概念、数学计算、数学应用、社会科学、环境等
	广泛成就测验（WRAT）	5 岁～成人	无我国常模	Reinehr 在 1987 年编制而成，分为拼写、算数、阅读三个部分
儿童气质量表	小婴儿气质问卷（EITQ）	1～4 月龄	我国修订，区域常模	Chess 和 Thomas 在 1977 年开始发表系列儿童气质量表，均分为 9 个维度，分别为活动水平、节律性、趋避性、适应性、反应强度、情绪本质、坚持性、注意分散度、反应阈。其中《8～12 岁儿童气质问卷》中的节律性被可预见性 / 组织性所代替
	婴儿气质问卷（RITQ）	5～11 月龄	我国修订，区域常模	
	幼儿气质评估表（TTS）	1～3 岁	我国修订，区域常模	
	3～7 岁儿童气质问卷（BSQ）	3～7 岁	我国修订，区域常模	
	8～12 岁儿童气质问卷（MCTQ）	8～12 岁	我国修订，区域常模	

续表

类型	测验名称	适用年龄	我国应用情况	说明
儿童行为评定量表	阿肯巴克儿童行为量表	2~16岁	我国修订	一般用作筛查,分为家长用量表、教师量表、自评量表,分为一般资料、社交能力、行为问题三个部分
	康纳斯儿童行为评定量表	3~17岁	我国修订	用于筛查儿童行为问题(特别是多动症),分为家长用量表、教师量表,父母教师问卷,分为品性问题、学习问题、心身障碍、冲动-多动、焦虑、多动指数六个因子
	Rutter儿童行为问卷	7~16岁	我国修订	Rutter编制,分为家长量表和教师量表两种,分为A(违纪或反社会)行为和N(神经症)行为两个因子
	孤独症儿童行为量表	8月龄~28岁	我国修订	分为感觉、交往、躯体运动、语言、生活自理五个因子,用于孤独症的筛查及评估
	克氏孤独症行为量表	2岁以上	我国修订	Clancy编制,共14个条目,用于筛查孤独症儿童

2. 听力障碍儿童心理评估的目的和原则 当我们在工作中怀疑听力障碍儿童存在上文中的某种心理问题时,可以对儿童进行心理评估。

(1)听力障碍儿童心理评估的目的:目前对听力障碍儿童进行心理评估的工具很多,在对听力障碍儿童进行心理评估时首先明确评估的目的。一般来讲,心理评估的主要目的如下。

1)筛查:用一些简单易行的测试工具对听力障碍儿童进行大范围、快速测查,从而把伴随有潜在精神、行为或发育问题的个体区别出来。

2)诊断和鉴别诊断:是指根据法定的标准对听力障碍儿童进行区分和归类。经过诊断和鉴别诊断,以方便对其实施医疗或教育干预。

3)科学研究:通过对听力障碍儿童进行心理评估,可对心理评估的测量学指标进行系统研究,以发现、掌握听力障碍儿童精神心理发展的规律。

(2)听力障碍儿童心理评估的原则:在对听力障碍儿童进行心理评估时,除了应遵循心理测查的一般原则,还应特别注意以下几项。

1)评估的针对性:听力障碍儿童的心理评估并非常规性工作。只有当家长或康复老师怀疑儿童存在精神、行为、发育方面的问题时,或有计划地开展筛查与科学研究工作,或康复机构了解听力障碍儿童发展基线以制订康复目标时,实施评估才是有意义的。

另外,根据不同的评估目的选择评估工具时也要注意针对性。如目的是筛查听力障碍儿童是否存在精神发育迟滞,则应选择发展或智力测验和适应行为评定量表;如需了解儿童的气质类型,则应选择儿童气质问卷。表2-6-2列出了各种常见的心理问题选择评估方法的方案以做参考。

2）寻找心理测量学指标可靠的工具：由于听觉言语水平会影响心理评估的效度。因此在选择时应寻找心理测量学指标可靠的工具。

对听力障碍儿童来说，上述介绍的很多测验都只有听力正常儿童的常模资料和信度、效度资料。因此在选择测验时，要尽量选择有听力障碍儿童心理测量学指标的测验。如果想评估 1 名 5 岁听力障碍儿童的发育情况并与听力障碍儿童群体常模进行比较，可优先选择希 - 内学习能力测验；若是与听力健康儿童进行比较，则可选择韦氏幼儿智力量表。随着听力障碍儿童干预质量的不断提高，过去已有的听力障碍儿童群体常模标准也会不断变化。因此，对于听觉言语发展较好的儿童，也可采用听力正常儿童的常模进行评估。

（3）动态评估与静态评估相结合：在实际心理评估中，一般采用静态评估的方式，即通过测定儿童已经掌握的知识和技能，从而了解儿童目前的发展水平和状况，通常只评估一次。近年来，一种新的评估方式 - 动态评估越来越受到人们的关注。所谓动态评估，就是通过测定儿童在评估者的提示、反馈、引导下其行为发生改变的情况，从而了解儿童的学习潜能，需要以"评估—训练—再评估—再训练……"的方式，对儿童反复地进行评估和训练。在实际的评估中，最好把静态评估和动态评估结合起来。

（4）将评估与教育、训练结合：评估是手段而不是最终目的，因此，评估者不应该把眼睛只盯在评估的结果上，而应该通过评估深入了解对治疗及干预有指导意义的信息，把评估结果应用于对听力障碍儿童干预的训练和教育。只有将评估与教育、训练结合起来，不断进行反馈矫正，才能提高干预质量。

（5）实施综合评价：在对儿童的心理问题进行诊断和鉴别诊断时，要综合考虑心理测验、病史和精神检查的结果，同时要考虑不同的测试结果是否具有一致性，必要时要转诊专业儿童心理科进行综合判断。由于儿童的发展是持续的，听力障碍对儿童发展的影响又十分复杂，因此，在对小龄听力障碍儿童的诊断和鉴别诊断时要充分考虑各方面影响因素，动态、慎重实施。

3. 听力障碍儿童常用的心理评估工具　听力障碍儿童由于存在听力障碍、言语障碍，因此传统心理评估中针对未经过听力干预的听力障碍儿童涉及言语的部分难以进行，这在发展测验或智力测验表现突出。例如丹佛发育筛查测试的言语部分，斯坦福 - 比内测验的言语推理部分，韦氏幼儿智力量表中的言语能力（常识、词汇、类比、理解、记忆广度）部分均难以完成。许多研究证明，大多数为听力健康人群设计的智测量表都不适用于听力障碍儿童。因此有研究者开始使用韦氏智力量表的操作能力分量表来对听力障碍儿童进行智力评估。许多操作性的智力测验也被广泛用于听力障碍儿童的智力评估。如考夫曼儿童成套评估测验的操作量表部分、瑞文标准推理测验、希 - 内学习能力测验、Leiter 国际操作量表（修订版）。随着听力障碍儿童干预质量的不断提高，对听觉言语水平较高的儿童，也可以考虑采用适用于听力健康儿童的各项评估工具。

近些年，在我国听力障碍儿童康复工作实践中，对 Griffiths 精神发育评估量表和希 - 内学习能力测验应用较多。因此对这两项工具在本节做详细的介绍。针对听力障碍儿童专门使用的行为、情绪量表较少，本节也将对听力障碍儿童的情绪社会性量表进行介绍。

（1）Griffiths 精神发育评估量表：Griffiths 精神发育评估量表（Griffiths Mental Development Scales，GMDS）是 1954 年由英国心理学家 Ruth Griffiths 编制，最初的量表只适用于 0～2 岁婴幼儿，为了对大脑性瘫痪、听力障碍、先天愚型患儿等进行早期评估，作者于 1970 年将量表扩展到学龄前期（0～7 岁），发表正式的 GMDS-Ⅰ。量表于 2006 年、2016 年分别进行了第二次和第三次修订，发表了正式的 GMDS-Ⅱ、GMDS-Ⅲ。20 世纪 80 年代年中 - 澳合作碘缺乏病项目澳大利亚专家首次在我国推荐用以对小年龄克汀病患儿进行能力评估，当时仅采用操作一个分量表，经在山西、青海、贵州等省试用显示了较好的信度与效度。目前中文版使用的量表有两个版本，第一个是由山西医科大学和中国听力语言康复研究中心牵头，在 2011 年完成对 13 个省市抽样后修订的 GMDS-Ⅰ中文版。第二个是在 2016 年完成对北京、上海、天津、郑州、西安、昆明、香港等 7 个城市抽样后修订的 GMDS-Ⅱ中文版。量表为诊断量表，包括以下 6 个分测验。

1）运动：测查大运动的协调能力及有目的地应用大肌肉的能力，每个项目均为相应年龄儿童运动发展的关键年龄。

2）个人与社会：测查儿童对外环境的应答、适应及生活自理能力，包括吃、穿、社会交往及社会适应等。

3）听力与语言：测查儿童理解和应用语言的能力。

4）手眼协调：通过手工操作细小物件反映精细动作的协调能力及手的灵活性。

5）操作：测量有目的使用工具，完成精细操作的能力，同时也能反映感知觉能力。

6）推理：评定儿童对实际生活中各种事物的理解能力，抽象概念以及对形态、长度、时间概念的形成与应用。

（2）希 - 内学习能力测验：希 - 内学习能力测验（Hiskey-Nebraska Test of Learning Aptitude，H-NTLA）是 1941 年美国 Hiskey 为听力障碍学生设计的一套智测量表，于 1966 年再版修订及标准化。1984 年引入我国。最初用于测查对各型克汀病患者的智力。1990 年由张佩瑛、曲成毅等在我国完成信效度和常模的制订，2011 年再次修订常模。它包括串珠、记颜色、辨认图画、看图联想、折纸、短视觉记忆力、摆方木、完成图画、记数字、迷方、图画类推、空间推理共 12 项测试，对儿童的手眼协调、伴随记忆、注意力、距离知觉、空间定向、抽象推理等能力的考察更为广泛。目前为听力障碍儿童常用的评估工具之一。

（3）情绪社会性量表：情绪社会性量表（Meadow-Kendall Social-Emotional Assessment Inventory for Deaf and Hearing-Impaired Students，SEAI）是 1983 年 Meadow 等为听力障碍儿童设计的评估情绪社会性的量表，分为学龄前和学龄两个版本，每个条目分 5 级评估，非常符合、符合、有点符合、不符合、不适用。学龄版本包括 59 个条目，共分为 3 个分量表，分别为社会适应、自我感知、情绪适应量表。学龄前版本包括 49 个条目，共分为 5 个分量表，分别为沟通行为、冲动行为、发育问题、焦虑 / 强迫行为、与听力障碍相关问题量表。信效度良好。目前已被土耳其等多个国家引进，尚未引进国内。

其他心理测验工具均可用于听力障碍儿童，但在分析解释结果时要考虑听力言语障碍所导致的影响。随着听觉言语康复质量的提高，对康复效果较好的儿童完全可以用听力健康儿童的评估工具以及常模，从而对听力障碍儿童的全面评估和全面发展提供更多的参考依据。

（二）心理干预

对明确诊断伴有精神、行为和发育异常的听力障碍儿童，要及早进行干预。干预方法包括药物治疗和心理治疗。心理治疗的方式可以分为个体心理治疗、家庭心理治疗和集体心理治疗，根据治疗手段的不同可以分为行为治疗、游戏治疗、分析治疗、认知行为治疗等。不同的干预技术实施者也不相同，精神科医师、心理咨询师、康复老师、家长在进行专业培训后都可参与到心理干预过程中。其中药物治疗，只能由有资质的医师实施；分析性心理治疗、认知疗法、家庭治疗、集体治疗等可由有经验的精神科医师、心理咨询师进行；行为治疗、游戏治疗可以由康复老师、家长等共同参与实施。对儿童的精神心理干预，多采用综合方式实施。在进行干预之前，干预人员要根据儿童的年龄、症状、诊断等选择相应的干预方式，表 2-6-4 列举了常见心理行为问题可参考选用的干预方式。

常见心理治疗方式包括行为治疗、游戏治疗、分析治疗、认知治疗、家庭治疗、团体心理治疗等。

1. 行为治疗　行为治疗（behavior therapy）是以"学习原理"为基础，通过改善外在行为达到心理治疗目的的一类技术的统称。行为矫正治疗在很多领域中得到应用，帮助人们改变各种各样的问题行为。这些领域包括发育障碍、儿童行为管理、精神疾病等。

2. 游戏治疗　游戏治疗（play therapy）是一种儿童常用的心理治疗方式。由于儿童的语言能力还不成熟，所以，在心理治疗中，儿童很难以语言的形式准确把握和传递自己的情绪，但儿童具有比成人语言更生动的情绪表达方式——游戏。儿童游戏治疗一般指通过游戏来协助儿童去表达他们的感受和困难，如恐惧、憎恶、孤独、觉得失败、自责等，从而达到治疗效果。

3. 分析治疗　分析治疗（analysis therapy）指运用成人精神分析的原理来治疗儿童的精神心理障碍，也称之为儿童的精神分析心理治疗。因为精神分析的主要观点是从动态的角度来了解心理的病理及适应机制，因此，也称为动态心理治疗。

4. 认知治疗　认知治疗（cognitive therapy）是根据认知过程影响情绪与行为的理论假设，通过认知和行为技术，改变患儿对己、对人或对事的看法与态度，矫正不良认知，改善心理问题。它是 20 世纪 70 年代发展起来的一种新的心理治疗方法。因而，认知疗法的目标不是矫正适应不良行为，而是矫正那些被歪曲的、不合理的、消极的信念或思想，从而使情感与行为得到相应改变。认知疗法不仅适用于成人，也逐步被用于治疗儿童的多种情绪及行为问题。

5. 家庭治疗　家庭治疗（family therapy）是一种以整个家庭系统为对象进行心理治疗的方法，属于广义的集体心理治疗。由于家庭是儿童心理发展最直接、最重要的环境因素，所以家庭治疗也是一种常用来辅导儿童的心理治疗方法。在父母处于生育和养育儿童的阶段，如果儿童出现行为问题，需要父母特别去管教和家庭治疗，或者儿童的心理、行为问题是心因性的，跟家庭情况或父母的关系有密切关系的话，都宜考虑采用家庭治疗的形式。假如儿童的问题是家庭问题的表现，那么家庭治疗才是改善问题的根本。在子女养育阶段有下列家庭行为问题较为常见，可选择家庭治疗。例如父母很少与子女一起生活、接触或沟通；父母过分宠爱、袒护或依赖子女；父母双方对子女的管教见解不协调；父母所扮演的"父母角色"不适当；父母通过子女来满足自己的心理需要；亲子三角关系的冲突；父母的婚姻问题影响家庭生活。

6. 团体心理治疗　团体心理治疗（group psychotherapy）指以团体形式进行的一种心理治疗。也就是将一些经选择的患儿安排在一个小组内，定期进行引导、启发和帮助的一种治疗性聚会。在儿童中常常使用团体心理治疗的方式来做技能训练、应激咨询等。

表 2-6-4　常见心理行为问题可参考选用的干预方式

常见心理行为问题	行为治疗	游戏治疗	分析性心理治疗	认知疗法	家庭治疗	团体心理治疗	药物治疗	其他可选择干预方式
精神发育迟滞	●	●	●	●	●	●	●	教育训练
学习障碍	●	●						教育训练
注意缺陷多动障碍	●				●	●		
儿童一般行为问题	●							
孤独症谱系障碍	●	●					●	教育训练
情绪障碍	●	●	●	●				

注：●为适合此种干预方式。

（杜巧新）

第七节　听力障碍儿童的家庭康复与指导

家庭是儿童成长的重要环境。对于听力障碍儿童来说，家庭康复与教育直接关系到听力障碍儿童康复的质量和效果。随着早期干预技术的不断进步，家庭康复在听力障碍儿童康复中发挥着越来越重要的作用。本节主要阐述听力障碍儿童家庭康复的内涵、原则、内容与方法，以及家庭康复指导的内容和方式。

一、听力障碍儿童家庭康复

（一）听力障碍儿童家庭康复的内涵

听力障碍儿童家庭康复是针对听力障碍儿童身心特点和生长需要，以家庭为本位，由家长和家庭其他成员积极参与，在自然生长环境中与听力障碍儿童进行有效互动，促进听力障碍儿童听力语言能力持续发生和发展的一种康复策略。家庭对儿童一生的发展起着全面、长远的影响。父母与儿童之间养育关系的品质缔造了儿童的情绪情感、社会交往、自我管理、道德能力，以及语言、认知能力；在耳濡目染的家庭环境中，儿童逐渐获得独立生存的能力，同时习得了家庭成员之间、家庭成员与社会环境之间相互共处的能力。对于听力障碍儿童来说，家庭康复具备机构教育、学校教育不可替代的优势，具有鲜明的针对性、灵活性、丰富性以及强烈的感染性、持久性。

在现代康复观和教育观的引领下，家庭的参与普遍被认为是听力障碍儿童早期康复必不可少的途径和手段，美国等国家和地区颁布的关于残障儿童康复与教育政策及法案中，均凸显出家庭康复的重要性。究其原因，可归结为以下几点：首先，家长是儿童社会化的主要推动者，是儿童文化价值观、信念与传统的主要传达者，也是听力障碍儿童康复的主要支持者；其次，家长比教师更了解自己的孩子，是康复体系中不可替代的宝贵信息资源，家庭成员能够帮助听力障碍儿童将技能康复与学习延续到家庭中，为康复取得的成效提供持久的强化体系；第三，家庭为听力障碍儿童提供了最真实、自然的听觉、言语技能的运用场所，家长可以合理运用家庭资源，为听力障碍儿童营造自然、温馨、积极、有序的学习氛围，随时随地渗透语言教育。另外，听力障碍儿童康复是一个持续、长久的工程，家庭康复是儿童在入学后获得持续进步与发展的重要保障。

（二）影响听力障碍儿童家庭康复的基本因素

家庭是儿童所处的最有安全感、最自然、放松、熟悉的环境，家长则是儿童最有效的养育者、提供者、教师以及儿童信任、依赖、咨询的对象，越来越多的研究表明，家庭是影响听力障碍儿童的康复效果的重要因素。要提高听力障碍儿童的康复成效，需要认真分析影响听力障碍儿童康复效果的家庭因素。归结起来，除了家长自身的综合素质以及所具备的理念、知识、方法外，家长的心理状态、家庭亲子关系、家庭教养方式、家长参与程度以及家长对子女的态度和期望都是重要因素。

1. 心理状态　家长的心理状态与听力障碍儿童的康复具有相关性。在听力障碍儿童的康复训练中，家长积极、乐观的心理状态能够提高儿童的康复和教育成效。这种个体所拥有的主观幸福感、希望、乐观、自我效能等积极心理资源称为心理资本。对家长的心理资本与听力障碍儿童康复效果相互关系的研究表明，家长心理资本对康复效果具有正向预测作用。这表明在听力障碍儿康复训练中，家长心理资本是一种能够提高康复成效的积极心理状态。家长心理资本水平越高，其子女在康复训练中的效果就越好，提高家长的积极心理资源对于提高听力障碍儿童的康复效果有积极意义。同时，家长心理资本能够影响家长的康复教育行为，心理资本水平高的家长在教养子女的过程中行为更为积极，更容易参与到康复和训练中去。而失望、悲观、沮丧等消极的心理状态会直接影响家长对听力障碍儿童康复效果的预测以及参与儿童听力康复的程度和积极性，在实施听力障碍儿童的康复过程中更容易出现放弃、依赖、急躁等消极行为。

2. 亲子关系　亲子关系指父母与子女之间的关系，是法律保护下的血缘关系，揭示了父母与子女间特定的情感态度、行为方式等方面的联系。亲子关系中的角色关系、心理关系以及伦理关系是影响家庭教育的重要因素。如夫妻关系的质量、父母与子女情感交流的方式、父母是否成为子女的互动式重要他人，都会直接或间接地影响到听力障碍儿童家庭教育和康复的水平。良好的亲子关系是良好家庭教育的基础。比如父亲对儿童消极情感的表现以消极情感给予回应，这些儿童的分享行为会更少，攻击行为则更多，而且回避他人的行为也更多。父母与子女间的情感交流是亲子关系中心理层面的主要表现形式，在听力障碍儿童成长初期有着重要的作用。研究表明，听力障碍儿童所面临的心理问题是听力健康儿童的 3.7 倍，亲子交流对于他们的心理健康有非常重要的影响。因此，良好的亲子关系不仅能创造亲密和谐的家庭氛围，帮助听力障碍儿童在良好的互动关系中学习语言、获得沟通技能，更重要的是在促进听力障碍儿童形成健康人格、培养独立意识、促进自我成长等方面有着积极的意义。不良的亲子关系，例如，父母对子女过度牺牲、过度保护等错位的施爱方式不仅会剥夺子女学习和发展的机会，也会让孩子失去在成功与失败的经历中培养自信，建立自尊的机会。

3. 家庭教养方式　家庭教养方式是父母在抚养、教育儿童的活动中通常使用的方法和形式，是父母各种教养行为的特征概括，是一种具有相对稳定性的行为风格。有的心理学家将父母教养方式分为权威型、宽容型和专制型三种，认为权威型的父母能对儿童的需求做出反应，并给予儿童适度的控制，能理想地促进儿童的适应性行为和能力的发展。父母积极的养育方式影响着听力障碍儿童对自我的正确了解和评价及自尊自信的水平。研究显示，听力障碍儿童的独立性发育比听力健康儿童略晚，这与听力障碍儿童语言能力发育迟缓有关，与父母的教养方式有关。父母越是用鼓励独立、鼓励成就等积极的方式教养儿童，儿童的独立性就越强。同时，听力障碍儿童的父母普遍存在歉疚心理，对听力障碍儿童过度呵护，不利于他们独立性的发展。家庭教养方式可以通过亲子教育改变家长与孩子的沟通、互动等行为方式进行改善。使得家庭教养方式更利于促进听力障碍儿童的康复与发展。

4. 家长参与程度　家长参与是一种在家校生态系统内展开的资源共享、目标一致的教育性互动过程，是在学校或机构教育力量的引导、促进和支持背景下，家长将自身及家庭资源向儿童教育领域投入、倾注的活动。科学有效的家长参与将会促进儿童认知、情绪和社会性方面的全面发展。家长参与的程度对听力障碍儿童康复尤其重要。家长是否能充分参与听力障碍儿童的康复，是决定康复质量的重要因素。听力障碍儿童家长能否掌握、运用听觉、言语康复知识、技能和方法为听力障碍儿童创造良好家庭环境，鼓励儿童主动沟通、交往，有步骤、有目的地记录儿童的听觉反应和言语交往情况，敏锐观察儿童的情绪变化，及时调整康复策略，在很大程度上直接影响听力障碍儿童的康复效果。

5. 家长对子女的期望　一般情况下，家长对子女的期望水平高，则子女受到的激励就大，对自己成就的愿望也就强烈，结果会使得他们的学业成绩和道德水平普遍提高，反之，如过低估计子女，过早断定他们不会有出息，会使儿童丧失自信。当然，家长对子女的期望值不是越高越好，如果期望中带着极大的盲目性，忽视儿童自身的特点和条件，反而会让儿童望而生畏，丧失勇气。家长期望值过高，也容易产生急躁情绪，失去应有的理智和耐心，采取简单粗暴的方法来管教儿童，使儿童产生对立情绪,影响康复成效及儿童身心发展。因此,家长对儿童有没有期望,期望值是否适当,对子女的身心发展和康复效果具有重要影响。

总之,无论儿童的发展潜能如何,家长始终希望他们的孩子能实现其最大潜能,并一直伴随其成长,同时,家庭蕴含着听力障碍儿童听觉言语康复所需要的丰富资源,比如家庭生活中必然存在的日复一日丰富的交流机会和内容,是听力障碍儿童获得言语交流技能的最好资源。因此,家庭康复是听力障碍儿童康复中不可或缺的重要途径。

(三)听力障碍儿童家庭康复的基本原则

有效的家庭康复应以促进听力障碍儿童全面和谐发展为基础,以良好的家庭教育为前提,在亲子互动中缔造儿童的情绪情感、社会交往、自我管理、道德能力,以及语言、认知能力,帮助听力障碍儿童逐步建立起积极的自我形象,获得基本的社会规范,养成良好的学习习惯和生活习惯;同时,针对听力障碍儿童的特殊需要,提供最真实、自然的听觉、言语技能的运用场所和机会,合理运用家庭资源,营造自然、温馨、积极、有序的学习氛围,促进听力障碍儿童听力语言能力的持续发展。

家庭康复的原则表现在家长的康复观念和态度、康复方法和技巧方面。鉴于听力障碍儿童在听觉、言语、语言、认知等方面可能存在的问题,以及听力障碍儿童家庭康复的现状和特点,应该重视以下几项原则。

1. 全面发展　儿童处于身体、心理各方面动态发展的阶段,康复与教育都应着眼儿童终身的发展需要,从健康、社会、科学、语言、艺术等不同领域促进他们在情感、态度、知识、技能方面的协调发展。听力障碍儿童的家庭康复需要从听力障碍儿童的长远发展入手,注重创造机会,培养儿童的广泛兴趣,以儿童为主体,尊重儿童的兴趣和特点,创造易于儿童参与、实践、操作的机会,使听力障碍儿童在轻松、自然、快乐、有趣的环境中获得听觉、语言、交流的技能,全面和谐地发展。

2. 因材施教　儿童都有个体差异,因材施教原则指家长从儿童的年龄、兴趣、个体差异及阶段性康复需求出发,选择适合每个儿童学习特点的方法和途径。听力障碍儿童由于听力损失程度与年龄、诊断与干预时间、助听辅听设备等因素的不同,个体差异性更为突出,需要家长在实施家庭康复时充分认识听力障碍儿童的个性特点、兴趣爱好以及听觉、言语、语言等方面的优势和不足,合理利用家庭的独特资源,针对性地实施教育,才能获得理想的教育效果。

3. 家长主导　家长是家庭康复的主要实施者,家长对于听力障碍儿童康复和教育的认识、自身的情感态度、行为习惯等直接关系到听力障碍儿童家庭康复的实施水平。遵循家长主导的原则,要求家长充分认识到自己在听力障碍儿童康复教育中的重要作用,克服完全依赖教师、专家的心理,积极参与听力障碍儿童的康复,在教师的指导、帮助下,树立正确的康复理念,努力学习听力障碍儿童康复的方法和技巧,学会控制自我不良情绪,管理自我行为,承担起康复的主要职责。

4. 做好榜样　模仿是儿童最常用的一种学习方式,他们喜欢模仿身边人物和事物。家长是儿童最熟悉、最依恋也是最具权威的对象,他们最先成为模仿对象。因此,应善用儿童的模仿能力,在聆听、说、交往及良好行为习惯培养方面家长首先要树立良好的榜样，成为儿童模仿的示范。

5. 恪守一致　恪守一致的原则要求父母之间或父母与其他承担康复责任的家庭成员之间在对待儿童的康复与教育上始终保持一致的态度和要求。家庭成员要对听力障碍儿童有一致的认识和评价，对家庭康复的目标、要求应达成共识，在康复观和教育观上取得一致，否则就会因意见不一致发生争议，最终影响儿童的康复教育效果。因此，在家庭康复中要求家长之间默契沟通，共同施教。

6. 严慈相济　严慈相济指家长在对儿童的康复和教育中要遵循严格要求与慈爱关怀相结合的原则。一方面，家长要担负起促进听力障碍儿童康复的责任，从长远发展的立场提出一系列教育要求，帮助儿童形成良好的生活习惯、学习习惯和坚强的意志品质，道德品格。另一方面，家长应学会爱自己的孩子，学会理智施爱，爱而不溺。爱儿童首先要尊重儿童，满足儿童需要的同时提出恰当的要求，让儿童在家庭中既要顺服家长又有发表意见的权利。还要善于欣赏和鼓励儿童，要善于发现儿童表现出来的良好行为，及时肯定、鼓励，带给儿童积极的情感体验，建立自信。

7. 适当回避　家庭生活中，虽然儿童和成人都是平等的成员，但由于年龄、经验和责任的不同，成人和儿童之间存在着不同的需要，承担不同的责任。有些情况需要家长在儿童面前适当回避。家长的不良情绪不能毫不遮掩地表现在儿童面前；父母因意见不一致造成的争吵以及家长与教师交换关于儿童的意见也要适当回避。

8. 持之以恒　听力障碍儿童的康复和教育，尤其是听觉、言语训练是一项艰巨的任务，家长必须要有目的、有计划地长期坚持。家长要在日常生活中随时与儿童进行言语语言交流，将随机教育与有目的的康复训练紧密结合，家长的信心和恒心，是听力障碍儿童康复成功的基本前提。

（四）听力障碍儿童家庭康复的内容和方法

听力障碍儿童康复是全面的，既包含听力障碍儿童在听力、语言、沟通等方面功能的获得，也包括儿童在身体和心理各个方面的发展。因此家庭康复的内容和方法涉及听力障碍儿童成长的方方面面，包括促进儿童身体、认知、情感与社会性发展的活动，以及听力障碍儿童在听觉、言语、沟通方面的康复与训练。

听力障碍儿童的家庭康复首先应包含听力健康儿童家庭教育的所有内容。儿童的家庭教育的内容蕴含在日常家庭生活的每个瞬间，包含知识的传授、技能的训练、情感、意志品质和良好习惯的养成。这些内容为儿童一生的发展奠定了重要基础。

1. 创造良好的家庭环境与氛围　家庭应提供丰富、健康的环境使儿童从小就获得来自环境的各种感官刺激，促进儿童感知觉和大脑的发育。家庭环境的创设包括物质和精神两个层面。家庭环境应是安全、整洁、有序，富有变化、可供儿童安全探索。儿童需要从尝试中学到新技能，他们有自己探索事物的方式，如果受到成人过多的干预，他们会显得焦躁不安，甚至逐渐丧失探索的兴趣。家长应当在保障儿童安全的前提下，为他们提供适宜的探索环境。同时，家庭要营造和谐的生活气氛，要在家庭成员间建立互相尊重、互敬互爱的关系，营造坦诚、谅解、忍让、和睦的氛围。父母要与儿童建立健康的亲子关系，营造权威与民主相结合的互动方式。

2. 教会儿童基本生活知识和技能　基本的生活知识和能力是人发展的前提，也是人参与社会交往和实践的条件。有关营养、健康、卫生、安全等生活常识以及涉及自然环境与变化、周围环境与自己的关系等方面的知识是家庭教育的重要内容；同时，生活自理能力、基本的生活技能，与他人合作的能力与态度等都是家庭教育的重要任务。

3. 培养儿童健康的身体和心理素质　健康是父母养育儿童的重要目标。身体健康是儿童发展的基础。家长要在保护儿童安全、积极预防疾病的基础上重视儿童的饮食与营养，保障膳食平衡；建立正常的生活节律和卫生习惯，安排相对规律的家庭生活作息时间，鼓励儿童按时进餐、学习、玩耍、休息和睡眠，养成良好的个人卫生、家庭卫生以及公共卫生习惯，另外，应重视户外活动和体育锻炼，让儿童在游戏和锻炼中增强体质、促进发育、提高机体免疫力、预防疾病。心理健康需要一个良好的心理环境，家长应为儿童创造一个和谐、温暖、相互尊重的家庭精神环境，除此之外，要从小注意发展儿童正确的自我意识，家长要帮助儿童克服自我中心倾向，让儿童心里能想着他人，学会谦让、友爱。重视儿童的心理健康，家长要学会利用环境和生活场景，磨炼儿童的意志力，鼓励儿童与他人交往，与同伴建立良好关系，培养稳定、积极、乐观的情绪，形成自信、勇敢、不畏难、不任性等良好个性；对于学龄期的听力障碍儿童，需要家长与学校积极配合，引导儿童融入学校的环境，正确看待自己的听力残疾，学会保持良好心态应对可能出现的失败和挫折。

4. 养成儿童良好的行为规范　对于儿童来说，良好行为规范的养成是将来学习和融入社会的基础。家长要有意识地传授有关家庭伦理道德以及社会规范的相关知识，在日常生活中培养儿童有礼、友爱、自律的行为规范和习惯。在家庭教育中着重养成儿童专心做事的习惯，习得尊重他人的行为，学会分享，懂得同情和助人，获得与人协商与合作的能力。对于学龄期的儿童来说，养成规律的作息习惯，良好的学习习惯以及培养任务意识和完成任务的能力、规则意识和遵守规则的能力，逐步适应学校的学习生活，这些都是家庭教育的重要内容。

5. 开发智力，培养兴趣　在家庭教育中智力的开发是在各种游戏和活动中进行的。家长创造机会让儿童接触自然和社会，开阔眼界，积累丰富的感性知识。在日常生活和活动中家长应鼓励儿童积极参与游戏或丰富多彩的实践活动，培养儿童的注意力、观察力、想象力和创造力；安排有规律的阅读时间，养成儿童阅读的习惯。兴趣是儿童学习的动机，兴趣能推动人们探索新的知识，发展新的能力，家长要有意识地培养儿童在阅读、艺术、数学、运动等多方面的兴趣爱好，引导鼓励儿童探索周围世界，帮助他们更好地学习与成长。

6. 满足特殊需求　针对听力障碍儿童在听觉、言语、语言以及沟通方面存在的特殊性，听力障碍儿童家庭康复的内容与方法包括家长自身的心理调适和自我管理，听力障碍儿童的听觉技能和言语沟通技能的培养，以及不良行为的纠正等内容。

（1）家长的心理调适与自我管理：家长，尤其是父母，是实施家庭康复的主体，作为儿童依赖、爱戴、敬仰、模仿、学习的主要对象，家长应确实认识到自己的言行举止、情感欲望将深刻影响儿童的成长。听力障碍儿童家长在得知自己的孩子存在听力障碍后，几乎都会经历从震惊、否认到承认、积极面对的心路历程。家长需要尽早通过倾诉、寻求帮助、相互鼓励等方式度过沮丧、内疚的心理阶段，及早学会面对困难，建立信心，承担责任。要积极克服沮丧导致的放纵，内疚造成的过度呵护和溺爱，依赖产生的推卸责任，以及盲目期望引发的急躁、武断和强制。在教育儿童的过程中，家长要努力学习听力障碍儿童康复的知识和技能，应用科学的康复观念指导自己的教育，管理自己的情绪、行为和生活习惯。

（2）听力障碍儿童听觉言语技能的培养

1）听觉技能的培养：对于听力障碍儿童来说，让他们每天处于有意义的听觉刺激中是培养其听觉能力的最好途径。在家庭中实施听觉训练，首先要确保听力障碍儿童具备良好的听力状况。帮助听力障碍儿童在非睡眠时一直使用助听设备，确保助听设备处于良好工作状态。其次是创造良好的聆听环境。听力障碍儿童的家庭环境布置要照顾到听力障碍儿童的听觉特点，创造相对安静的家庭环境，在康复初期，家长在与听力障碍儿童进行言语交往时，要降低环境中的背景噪声，当听力障碍儿童具备一定的听觉技能后，则应让听力障碍儿童学会在一个自然的交流环境中学习聆听，进行交往。另外，家长要有意识培养听力障碍儿童聆听的意识和习惯。生活中存在各种各样的声音，每一种声音对于刚佩戴助听设备的听力障碍儿童来说都是新奇的，是需要学习的，家长要将儿童沉浸在有意义的声音中，养成聆听习惯。培养听力障碍儿童的聆听意识，家长要成为一个对声音敏感的人，随时发现并引导听力障碍儿童注意声音的存在。最后，家长要学会运用特殊技巧不断提高听力障碍儿童的听觉技能。对于听力补偿效果好的听力障碍儿童，应特别强调发展儿童的听觉技能，尽量避免依赖视觉。而对于听力补偿效果不佳的听力障碍儿童，在努力发展其有限的听觉能力的同时，可综合运用视觉、触觉等发展听力障碍儿童看话或其他交流能力。

2）言语沟通能力的培养：言语沟通能力需要在日常生活实践中练习、应用才能获得。提高听力障碍儿童的言语沟通能力，需要家长创造良好的言语沟通环境，有意识地提供言语交往机会，利用特殊技巧，鼓励儿童在生活中学习、运用言语进行沟通。家长应创造丰富的言语沟通的环境，保护听力障碍儿童最初的非言语交往的意识，发展听力障碍儿童的沟通意识，教会听力障碍儿童目光注视、轮替和等待等沟通技能，应用特殊言语沟通策略提升听力障碍儿童语言能力，如沟通时要最大限度地利用儿童的听觉；使用正常的、不夸张的口型；使用有趣的、有表现力的声音；要用适宜的语速、语音和语调；在交流过程中，提供大量有意义的重复机会，通过言语扩展、延伸等策略不断推进与听力障碍儿童的谈话。

（3）听力障碍儿童不良行为的管理：儿童在成长过程中，由于环境和教育的某些不利影响，会形成一些不良行为。尤其是听力障碍儿童，由于交流受限，容易产生负面情绪和不良行为，如急躁、发脾气、攻击行为或者胆怯、孤独等问题，对此，家长要正视问题，同时不必过分忧虑，因为儿童可塑性强，已经形成的行为可以采用正确的方法给予矫正。对于发脾气的听力障碍儿童,家长应保持理智、冷静的态度,采用暂时隔离、转移注意、身体安抚等方式帮助儿童平复情绪。一些过度侵犯行为则可以通过积极预防、正面强化、及时制止、承担后果或取消活动的惩罚方式等纠正不良行为。胆怯和退缩行为,家长可在教师或专业人员的帮助下找出造成这些行为的原因,从根本上消除成因,有意识地创造条件鼓励儿童参与他喜欢的活动,要积极采用鼓励、示范的方法消除疑虑和恐惧。另外,家长多带儿童参加儿童社会活动,为儿童寻找同伴,尽量不勉强儿童过多接触生人,让儿童慢慢适应。多数听力障碍儿童的不良行为问题通过家长改变教养态度、实施有效的教育方法可以得到纠正和克服。

二、听力障碍儿童家庭康复指导

听力障碍儿童家庭康复指导是听力语言康复机构或社会专业组织,贯彻以家庭为中心的康复理念,把听力障碍儿童家长作为主要对象,帮助其树立正确的康复与教育理念,获得听力语言康复基础知识,掌握听力障碍儿童康复的基本技能,以提高家长的康复教育素质、改善其康复教育行为,从而改善家庭康复与教育效能,及早促进听力障碍儿童身心全面和谐发展的一种专业服务手段和干预过程。随着听力语言康复事业的发展,听力障碍儿童家庭康复的重要性不断凸显,家庭康复指导工作逐步成为康复机构的重要工作之一。从事听力障碍儿童家庭康复指导的专业人员,应把握家庭康复指导的核心任务,利用多种渠道和方式,遵循科学的原则和方法,开展家庭康复指导。

(一)听力障碍儿童家庭康复指导的基本任务

每一位家长都需要学习如何为人父母,学习如何养育、教育自己的孩子,如何与儿童沟通等技能,对于听力障碍或有其他残疾障碍的儿童家长来说,更需要来自医疗、康复、教育以至于生活方面的指导、交流和帮助。随着听力障碍儿童的成长变化,家长的需求也随之变化,家庭康复指导者需了解家长在不同阶段的具体需要,才能提供有效的指导和帮助。Llewellyn 等列举了在四个人生阶段,残疾儿童的家长所面临的各种问题和具体策略。

1. 0~5 岁阶段 这个阶段家长的主要任务是获取准确的诊断;通知儿童的兄弟姐妹以及亲属;确定早期干预服务的实施地点;参加类似于个别化家庭服务计划的培训;理解各类的内涵;端正自身的态度,以指导自己的决策和行为;重视残疾带来的消极含义;判定残疾的积极意义;建立适宜的期望值。

2. 6~12 岁阶段 这一阶段家长的主要任务是确定家庭功能发挥的日常途径;根据教学要求做出情感方面的调整;区分回归主流与特殊班级安置之间的差别问题;倡导和宣传关于融合的相关经验;参加个别化教育计划的实施;确定社区资源的提供地点;安排儿童课外活动;开始对未来前景的规划。

3. 12~21 岁阶段 这个阶段家长的主要任务是根据听力语言障碍长期化的可能性,做出情绪上的调整;判定正在出现的关于性方面的问题;处理青春期出现的身体与情感方面的变化;为就业以及职业发展做准备;安排休闲活动;发展儿童的自我决定技能;规划初中后的教育。

听力障碍儿童早期家庭康复指导的职责一般由康复机构担负,康复机构应向听力障碍儿童家长提供技术支持,传递康复知识和技能,传授家庭教育方法,同时提供心理咨询,帮助家长走出痛苦和困惑,充满信心地开展家庭康复。

(二)听力障碍儿童家庭康复指导的主要内容与途径

1. 主要内容

(1)帮助家长尽快调整因儿童听力障碍导致的心理状态,树立康复信心。

(2)帮助家长树立正确的儿童观、康复观和教育观。

(3)鼓励听力障碍儿童家长与机构建立良好的家园合作关系。

(4)围绕听力障碍儿童的康复需要适时指导家长进行家庭康复。

2. 途径　家长学校、个别咨询、教学观摩、亲子活动、家访以及家长会、网络沟通等形式。康复机构要与家庭建立一个有目的、有计划、长期持续的联系机制,填写家园联系手册或建立微信群等方式保证机构与家庭规律有效的日常沟通,既能系统、长期地指导家长具体的康复方法和技能,又能让机构专业人员及时了解儿童在家庭中的表现和反应。

(三)听力障碍儿童家庭康复指导的原则

家庭康复的指导主要通过指导者与家庭的沟通进行。指导者在与听力障碍儿童家长进行沟通的过程中应遵守以下原则。

1. 相互尊重,平等互助。每一个家庭都有各自的文化和特点,虽然指导者在听力语言康复方面具备强于家长的知识和技能,但不能因此凌驾于家长之上。指导者在与家长的沟通中应积极倾听,积极回应,善于接纳家长的观点,为家长答疑解惑。

2. 要充分了解儿童,给家长具体可行的指导意见,时常给予鼓励。

3. 保持科学的态度,不给儿童随意"贴标签"。听力障碍儿童个体差异大,在集体教学活动中可能存在多种问题,康复指导者,尤其是教师切忌不经科学评估和诊断就给儿童下结论,因为指导者一句不负责任的评判,有可能导致家长丧失刚刚建立起来的信心,以至于严重影响儿童今后的学习和发展。

4. 把握与家长的亲疏分寸。家长是康复机构的服务对象,指导者既要热情真诚、认真细致地把家长当作朋友,为他们提供专业服务,同时也要恪守职业立场,把握亲疏分寸,避免与个别家长过于亲近而疏离了其他儿童的家长,或者把与家长的亲疏关系投射到对儿童的指导中来。

(刀维洁)

扫一扫,测一测

第三章 听力障碍成人的听力语言康复

本章目标

1. 掌握听力障碍成人听力语言康复的特点和康复措施,特别是学习和理解康复训练计划实施有关内容,并能够将其熟练应用于康复实践。

2. 熟悉听力障碍成人听力语言康复的原则和康复效果评价方法。

3. 了解听力障碍成人听力语言康复的日常管理。

第一节 成人听力语言康复概述

成人听力语言康复的对象指的是年满 18 周岁及以上的听力语言障碍者。由于障碍产生的原因以及病程的长短等条件的差异,这个群体中听力障碍和语言障碍的程度不尽相同,有的以听力障碍为主,有的以语言障碍为重。本章所述语言障碍均是指由听力障碍引起,非听力障碍因素造成的语言障碍不在本章的论述范围。

一、成人听力语言障碍的分类

按照听力障碍发生的时间和对语言功能造成的影响程度,本书将成人听力语言障碍大致划分为退行性听力障碍、保留语言功能性听力障碍和听力语言功能双重障碍三个种类。

1. 退行性听力障碍 指随着年龄的增长或代谢等方面原因导致的听觉和语言功能障碍,其中绝大部分可划归于老年性听觉系统功能退化范畴,也有一小部分与年龄无关,属于纯粹的器官或系统功能退化。这种障碍的主要特征是先以听力障碍为主,进而影响到语言的交流,如不进行干预,后期还可能导致情绪、情感、心态出现变化。有些还可伴随认知能力的下降。随着社会老龄化的加剧,这个群体的数量正在快速增长,势必成为当下和今后成人听力语言康复领域研究的热点。

2. 保留语言功能性听力障碍 主要指的是已经获得系统的口语能力,原因除老年听觉系统退化外,还有因感染、药物、噪声、疾病、外伤等因素而导致的不可逆的听力损失。这个群体的主要特征是早期只表现为听力障碍,语言表达不受影响,但如不加干预,后期则听力和语言均会产生障碍。就目前的干预技术而言,他们康复的效果最为明显,并且他们中的绝大部分正处于劳动年龄段,无疑是成人听力语言康复研究的重点。

3. 听力和语言功能双重障碍 出生时或婴幼儿时期即存在听力损失,且未及时采取有效的干预措施,致使儿童错过了听觉和语言发育的关键期,导致不能形成具有实用价值的口头语言能力。这个群体的主要特征是既有较严重的听力障碍,又有严重影响交流的语言障碍。由于他们已经形成了固有的与外界交流沟通的习惯和方式,对他们施加干预将变得十分复杂和困难,这个群体是成人听力语言康复的难点。

二、成人听力语言康复的特点

因为年龄跨度大,导致听力语言障碍形成的原因复杂等缘故,成人听力语言康复与以学习口语为主要目的的儿童听力语言康复相比有着更多自身的特点。

(一)退行性听力障碍

1. 听力障碍的特点 退行性听力障碍的发生是潜移默化的过程,在听觉器官退行性变化的同时,听觉中枢的功能也在发生退行性变化。伴随着听敏度的下降,言语分辨率也出现下降为其主要特点,特别是在嘈杂环境中表现得更为明显。加之大多数的退行性听力障碍者均伴有较明显的重振现象,在与他人进行交流时,声音小了听不到,声音大了又感到吵闹,因此他们不愿意到人多的地方去,喜欢独处。这种生活方式不但妨碍了听力障碍者对外界信息的获取,而且也减少了他们对语言的使用。久而久之,他们的心理和认知也会发生一系列的变化。

2. 认识的误区 由于听觉和语言功能障碍的发生和发展是进行性的,退行性听力障碍,特别是老年性聋,往往不能引起家人和社会的应有重视。即便听力障碍者因担心暴露听力缺陷、顾虑经济负担、未度过适应期、顾虑会加重听力损失程度等未及时配戴听力补偿设备(助听器、人工耳蜗等)或不能坚持规范使用。总之,现阶段受多种因素的影响,退行性听力障碍者的康复普及率与听力障碍儿童相比尚具有相当大的差距。

3. 康复的要点 退行性听力障碍者的康复切忌强迫,一定要得到他们自己的认同才能收到应有的效果。要细致了解他们拒绝康复的真正原因,做好符合他们年龄和心理特点的合理解释。引导他们接受现代康复理念的捷径是他熟悉或信任的康复获益者的现身示范。除此之外,家人的态度至关重要,许多障碍者就是因为担心得不到家人的理解和支持而放弃康复的。另外,在为他们选择康复设备时,不要一味追求先进和外观时尚的设备,教会他们正确使用比让他们配置高档设备更重要。定期回访和指导对于增强其康复信心也非常重要。

(二)保留语言功能性听力障碍

1. 听力障碍的特点 保留语言功能性听力障碍主要发生于累及听觉器官或听觉系统的疾病、感染、耳毒性药物中毒、急/慢性声损伤以及意外伤害等,也有一些为迟发性遗传性听力损失,其最大的特点是在听力障碍发生时,已经具有完备的语言思维和交流能力。但听力障碍阻断了他们的语言自我反馈和自我矫正途径,他们的声调、语调、韵律会逐渐出现异常,言语清晰度也随之下降,影响了与他人交流的通畅度,进而导致心理的障碍,多表现为逃避公众场所、怕见陌生人、言语表达紧张等。

2. 认识的误区 出现了听力障碍,应首先前往正规医疗机构进行诊断和治疗。但如果短期内听力障碍没有好转的迹象,又未找到去除病因的手段,就应该尽快采取听力补偿措施。目前的状况是过分重视治疗、轻视康复，往往等到发生了语言障碍时方考虑采取康复措施，但已丧失了听力补偿和语言矫正的最佳时机。更为严重的是社会包括患者本人往往忽视这种错失时机带来的后果，加重了对成人听力语言康复的忽视。

3. 康复的要点　听力水平一旦趋于稳定，就应尽快采取听力补偿措施，此时听力障碍对语言的影响尚不严重，只要用好听力康复设备，一般不用刻意进行语言康复训练。对于以听力障碍为主的成人患者，康复的关键是如何尽快度过听力康复设备的适应期，佩戴时间从短到长、设备输出从弱到强、使用环境从安静到嘈杂、听取的声音从熟悉到陌生、听取语言的含义从简单到复杂，循序渐进，不断提高。

（三）听力和语言功能双重障碍

1. 听力障碍的特点　听力和语言功能双重障碍是成年期的听力和语言障碍，多是儿童时期的听力障碍未得到及时治疗和康复的结果。由于在听觉语言发育的关键期，听觉和语言中枢功能没有得到有效开发，他们绝大部分不具备可供交流使用的口头语言，对听到的有声语言也不能进行有效的处理，手语、手势语、书面语等非口头语言是他们进行交际的主要方式。他们对方便交流的新事物具有极强的接受能力，能非常熟练地掌握和运用诸如手机短信、微信、视频、语音转换等新技术。相对于听觉，他们中的一部分视觉代偿功能发达，能够通过唇读的方式非常熟练地学习和运用语言。

2. 认识的误区　传统观念认为，在语言发育关键期之后口头语言的学习很困难，甚至是不可能完成的。但近年的研究发现，许多成年听力语言障碍者在助听设备的帮助下，口头语言的学习取得了惊人的进步。实践证明，即便是一些自幼存在严重听力障碍的成年人，助听设备也可以帮助他们感受召唤、学会律动、辨别节奏、躲避危险、感知声音世界。对于他们来说，康复应不只是常规意义上的"能听会说"，融入社会环境、提高生活质量也是康复的应有之义。

3. 康复的要点　成年听力语言障碍者的听觉语言中枢发育已经相对静止，对于他们康复目标的设定不能过高。与听力障碍儿童相比，他们康复周期更长、难度更大，在制订康复方案时一定要将本人的期望、家人的支持、亲友的帮助考虑在内，从一开始就要向他们灌输锲而不舍、循序渐进的康复理念。在康复过程中要鼓励他们到社会中去检验自己的成果，用取得的成绩坚定自己持续康复的信心。在选择听力康复设备时，应首选助听器，根据康复效果及进一步评估结果确定是否需要植入人工耳蜗。在教授他们语言时，除了口语康复外，借助手语、手势语和书面语是非常必要的，也可能成为其主要交流方式。

三、成人听力语言康复的原则

（一）需求导向的原则

儿童听力语言康复的主要目的是语言的学习，而成人听力语言康复的主要目的则是适应社会。因此在制订康复方案时，一定要充分考虑他们的个人意愿、工作性质、生活环境。在实施训练方案时，场景的布置、词句的选择、语言的使用要尽量接近他们的真实生活。以特定需求为中心是成人听力语言康复的首要原则。

（二）因材施教的原则

与听力语言障碍儿童相比，成人具有更强的独立意识。由于两者在社会和家庭中扮演的角色各不相同，因此他们所追求的康复目标会有很大区别。另外，由于生活环境、工作性质、经济基础等条件的不同，他们的康复基础也不可能完全一致，所以在为他们设定康复目标时要遵循"量体裁衣"的原则，实施康复计划时要注意因人而异，不可千篇一律。

（三）循序渐进的原则

成人的身心发育已基本完成，追求新事物的热情和接受新事物的能力相对较弱，所以在为成年听力语言障碍者制订康复计划时，一定要注意按照循序渐进的原则，尽量细化阶段性康复目标。尤其是对于听力和语言双重障碍的成人，因为他们的听觉语言中枢没有得到充分的开发，在语言的学习上有"学得慢、忘得快、记不牢"的现象，要针对这些特点，把康复目标细化到月甚至到周，纵向对比更能体现出康复的成果。

（四）多元康复的原则

成人听力语言康复的效果评价不能用会说或记住多少个字、词、句子为标准，重要的是看他们掌握了多少与外界交流的技能。从这个意义上说，口语的获得很重要，非口语性的交往技能提高同样重要。因基础条件所限，有些听力障碍者经过康复训练，口语表达能力似乎提高不多，但唇读的能力有了长进，理解他人语言能力方面有进步，与家人、朋友和社会的交流更加通畅了，这些都是重要的康复标志。

（五）鼓励互动的原则

成人听力语言康复的整个过程离不开家人、朋友、同事的支持和配合，特别是在康复效果与心理期望出现偏差时，家人、朋友和同事的态度将决定康复对象继续坚持或选择放弃，而听力语言康复工作者的肯定和鼓励作用更为直接和重要。要明确各方在康复过程中的职责和任务，把相互配合、共同努力贯穿于康复的整个过程中。

（陈振声）

第二节　成人听力语言康复的实施

一、康复设备的选择

人们常认为为儿童听力语言康复提供的设备种类繁多，而为成人听力语言康复提供的设备不够丰富，实际上这是一种误解，凡是用于儿童康复的设备和技术系统，绝大部分也可以用于成人。

（一）助听器

现代助听器已不仅仅具有放大声音的作用，在声音的指向性获取、语音识别、噪声抑制，包括声音信息的编码、解码和动态处理等方面有了很大的进步。除此之外，助听器佩戴方便、调试灵活、适用广泛、无创伤性以及具有可耦合磁电感应、无线调频、音频输入等多种辅助装置的功能，是退行性听力障碍者最常用的听力补偿设备。也是成人听力障碍者使用人工听觉植入装置之前，评估听觉功能完整性的重要设备。

（二）人工耳蜗

人工耳蜗是一种电子植入装置，它可以越过听觉器官，直接刺激听神经末梢，是重度听力损失者重建听觉系统的成熟康复设备。特别适合保留语言功能性听力障碍者，如发生在成年后的突发性聋、外伤性聋、中毒性聋以及部分老年性聋患者。值得注意的是在用于成年听力和语言双重障碍者前，要对其听觉、言语、认知等功能做充分的评估，并且对术后语言康复的期望值留有充分的余地。

（三）振动声桥

目前，应用到临床上的振动声桥由佩戴在体外的听觉处理器和植入体内的人工听骨链赝复体组成，属于中耳植入式助听装置，又称人工中耳。它既可用于感音神经性听力损失者，也可用于传导性听力损失和混合性听力损失者。就听力学效果而言，其高频补偿效果较传统助听器为佳，且能改善或消除声反馈现象，提高了噪声下的言语识别，不足之处是补偿能力有限。但仍不失为成人听力语言障碍者的康复设备选项之一。

（四）骨锚式助听器

骨锚式助听器是通过手术的方式将类似于骨导助听器的听力补偿装置镶嵌在耳后，是直接利用骨传导的一种人工听觉技术，适合不同性质的听力损失者。与传统的骨导助听器相比，它不但可以减少佩戴时的疼痛不适和局部损伤，声放大的效率也更高。遗憾的是现在临床上常用的耳背型传感器的声输出功率有限，影响了它的适用范围。目前，有学者正在研究输出功率更高的体佩型传感器，其成果有望在成人听力语言康复中发挥更大的作用。

可与上述听力康复设备衔接共同发挥和增强听力补偿作用的磁电感应装置、无线调频系统、蓝牙装置、手机伴侣等辅助设施以及声电联合刺激系统等技术在本套教材的《人工听觉技术》和《助听器与辅听设备》中进行详细阐述。

（五）其他

1. 语音 - 文字转换装置　语音 - 文字转换装置（speech-to-text conversion device）是通过计算机技术实时地将语音转换为文字或将文字转换为语音。其中，前者用于听力障碍者接收外界的语音信息，后者便于听力健康者接听听力障碍者的文字信息。语音 - 文字转换技术已经成功地用在听力障碍者手机的开发上，现具有很高的转化准确率。语言 - 文字转换装置设计的初衷是方便听力障碍者与听力健康人之间的交流，现在已经应用到有文字识别和书写能力成人的听力语言康复中，尤其在听力 - 语言双重障碍成人的康复训练中发挥着重要作用。

2. 唇读训练系统　传统的唇读训练用具是将与唇型、口型以及舌位等有明显可视关系的语言要素绘制成册，用于听力障碍者的发音和发声练习。近年来，随着计算机技术在康复领域的应用，研究者将与学习语言有关的发音、构音解剖结构图和发音时的唇、舌、口形用多媒体的形式展示出来，更加直观地指导听力障碍者学习语言。通过唇读训练和对镜模仿练习，许多听力障碍者不但可以准确理解对话者的语言含义，而且可以流利地与对方进行言语交流。

3. 手语训练系统　将标准手指字母、手语、手势语的分解与合成动作录成影像并配以语音，供听力障碍者在学习手语的同时进行语言康复训练。这种系统的特点是可以充分发挥视力和听力的协同作用,对于语言信息含义的理解和记忆十分必要,且不受年龄、听力损失程度和原有语言基础条件的影响,尤其适用于已经掌握手语的听力障碍者学习口语使用。

二、影响康复目标设定的因素

儿童听力语言康复的主要目标是语言的学习、掌握和运用,而对于成人,因听力障碍的时间、听力损失的程度、语言的残余功能、个体的工作环境、个人的心理预期等存在着很大的差别,所以成人听力语言康复的目标设定绝不能只关注到"听"和"说",一定要根据自身条件和客观环境而灵活掌握。在为他们制订康复目标时,要重点考虑以下影响因素。

(一)康复对象个人的意愿

通过与康复对象面对面的沟通交流,了解他们康复的真正目的和期望,这也是国际上推崇的残疾人康复咨询的一个重要环节。临床实践证明,几乎所有的康复对象都有着过高的康复期望值。退行性听力障碍和保留语言功能的听力障碍者,都希望能完全回归到听力损失发生前的状态,听力和语言双重障碍者都希望能达到"能听会说"的程度。在为他们设定康复目标和设置训练计划时,一定要考虑他们的自身条件,明确给出答案,以免将来出现过大的心理落差,影响康复的进程。另外,在康复实践过程中发现,凡是自己主动要求进行康复的,克服训练过程中出现困难的勇气均大于被动参与康复者,凡是被动接受康复的,大多不容易坚持到底。

(二)家人和亲友的意愿

所有的成年听力语言障碍者,都承担着与自己年龄相匹配的家庭责任。与听力障碍儿童所不同的是他们不太可能心无旁骛地投身于康复训练中。对家人和亲友而言,他们的康复更像是对家庭的一种"额外负担",既有需要经济上给予支持的责任,又有需要替他们承担劳务和家务的负担,还有给大家日常生活带来不便的烦恼,因此家人和亲友对于他们康复的态度和意愿,对成年听力语言障碍者的康复决心和康复结果有极大的影响。在设定康复目标和训练计划时,一定要将这些作为重要条件考虑在内。

(三)康复对象的生活和工作环境

成年听力语言康复的目的除了解决听和说的难题外,还有适应环境、融入社会的强烈需求。所适应的环境最重要的是家庭环境,在设置康复计划时,家居周围是否有大的噪声源、房间的隔音和吸声效果如何、家庭人口结构情况、家电(包括音响)的性质等因素都要考虑在内。融入社会首要的是胜任工作,在设定康复目标时,需充分考虑当事人的工作性质、工作场所的条件、语言使用的频度、交通工具的利用等。如果是听力障碍者为在校学生,还要考虑学校的地点、所学专业的性质、课堂和课余环境、康复资源的设置等条件。对于成年听力语言障碍者来说,家庭环境的适应和工作场所的融入程度是检验康复成果的重要指标。

(四)康复对象的身体条件

成人听力语言康复的效果除了与本人及家人的意愿密切相关外,还与其身体条件有着重要关联。

1. 听力损失的性质　一般来说，康复效果由好到差的规律为传导性听力损失、混合性听力损失、感音神经性听力损失。听觉器官病变所致的听力障碍康复难度低于听觉系统病变所致的听力障碍，听觉中枢性听力损失的康复难度最大。

2. 听力损失的程度　在没有其他因素参与的情况下，听力损失程度越重，康复效果越差。

3. 语言障碍的情况　语言障碍的情况包括现有残存的言语可利用度和以往是否有过语言康复训练的经历，特别是 6 岁以前的经历。后者对于他们语言的学习至关重要。

4. 认知能力的高低　显然，在不考虑其他因素的情况下，认知能力与康复效果成正比。

（五）康复设备和训练系统的性能

如果康复对象已经配置了康复设备或训练系统，要认真判断该设备或系统能否最大限度地发挥残余听力和语言的作用，还要判断现有设备或系统是否处于最优适配状态。如果认为现有设备或系统无法达到要求，要及时告知他们和家人，在取得认可的前提下，帮助推荐或选配与康复目标相吻合的设备与系统。如因种种原因不能更换现有设备或系统，就要与当事人及其家人一起研究调整原有康复目标，另行制订与其相适应的训练计划。目前，康复设备和系统配置的原则建议是：听力障碍为主因的听力语言障碍者，首选助听器，也可考虑人工听觉植入装置。老年人及听力和语言双重障碍者以助听器为首选，后者除了选好听力补偿设备外，还要选择对应的语言训练系统。

（六）社会对康复对象的支持程度

虽然人们认识到了成人听力语言康复的重要性，但受限于康复对象的多样化、康复目的的个性化，一时还难以制订统一的康复效果评估标准，目前也还没有可以复制的成人康复模式。因此，在设定具体的康复目标时，要充分考虑当事人所能就近、就便利用的康复条件的情况，如医疗机构的专业水平、助听器验配机构的能力、康复机构的距离以及社会保障政策和社区人文环境的支持等。对于康复资源相对丰富，各方面条件具备的个案，康复目标可以设定在上限，对于上述康复条件相对较弱的个案，目标的设定高度就要适当降低。

以上所描述的内容主要是限定在医学康复的范畴内，实际上，成人听力语言障碍者的康复更应着眼于全方位的康复，即不但要考虑听、说功能的康复，还要考虑到他们的教育、职业和社会康复等诸方面诉求的实现。这是一个与社会保障制度建设有密切关系的课题，将在其他学科中进行描述。

三、康复训练计划的实施

康复目标一旦确定，训练计划的制订就有了依据。鉴于成人听力语言障碍的特殊性，训练计划的制订要分为短期和长期两类，短期计划属于试验性计划，可根据训练的过程和出现的问题随时进行调整，长期训练计划要与康复目标相呼应，尽量不作调整。

（一）充分发挥设备的作用

1. 设备的优化 此处所说的设备主要是指助听设备。根据自身特点和康复目标，三类听力语言障碍者使用的康复设备和技术系统会有不同，但无论是已经配备或正在配备，在实施康复训练计划时，都要进行设备的性能优化，其主要原因是随着时间的推移，听力障碍和语言障碍的程度会发生变化，康复设备的性能参数也会发生变化，两者都可导致障碍和性能不相匹配，影响康复效果。设备优化步骤如下。

（1）对听觉能力进行测试：对于认知能力正常的康复对象，采用纯音听力检查的方法即可，如认知能力有缺陷或不能配合的个体，可采取客观听力检查的手段。

（2）对言语水平进行评估：最常采用言语识别阈测试和言语识别率测试可了解语言交流能力的水平。可加强短句或短文理解能力测试。

（3）对认知能力进行评价：特别是老年人更要注意该项目的检查测试。

（4）根据检查结果，对设备进行调试，如无法达到要求，要提出更换设备的具体建议。

（5）对设备调试后的效果进行主、客观评估，如未达到最优水平，重新进行调试，直至满足个体需要为止。

2. 设备的适应 初次接触助听器或人工听觉植入装置的个体，能不能尽快度过适应期，对于能否顺利过渡到康复训练期至关重要。有的听力障碍者因适应期不顺利而不得不中断康复训练。另外，通过观察适应性训练的情况，也可以间接了解康复设备的适配程度，为设备的再调试提供依据。

（1）设备佩戴的时间应遵循由短到长的原则：即刚开始使用时佩戴的时间一般不要过长，因为当大量还没有被认识的声音突然涌入耳内时，会感到杂乱无章乃至厌烦，严重时会干扰长期佩戴的信心。至于每天佩戴的起始时长无特别规定，一般从每天 1～2h 开始，每 2 天增加半小时左右，1 个月之内可过渡为全天佩戴。如果听力损失严重，听力设备的声输出大，耳内有较强的振动感或患有重振的病例，每次增加佩戴时间的梯度和适应的时间可再长一些，但一般要求 3 个月内要达到全天佩戴的程度。

（2）声音输出的强度遵从由小到大的原则：不要为了追求所谓"立竿见影"的效果，在听觉系统还没有真正"苏醒"时，就给"理想"的声音强度。过大的声音对初戴助听器或植入人工听觉装置的听力障碍者来说是一种不良刺激，会让他们产生心理上的恐惧，不利于今后的长期佩戴。

（3）佩戴后所处的声音环境遵从安静到复杂的原则：避免患者刚开始佩戴就进入到多种杂音并存或有严重混响的声音环境中。正确的做法是先让其听取一些单纯的声音，如钟表的走动声、自己的脚步声、自来水的水流声等，适应一段时间后，再练习听取自己的话语声、与熟人的对话声、家人的谈话声，逐渐过渡到多人的谈话环境和公共场所。

特别需要强调的是，如果单纯使用助听器和人工耳蜗装置听取来自电视、电话、手机以及收音机、录音机的声音往往很难适应，这是因为助听设备和音响设备产生的双重失真的结果，需要长时间的练习才能习惯，理想的办法是同时使用配套的辅助装置，如无线调频系统、磁电感应装置等。

（二）听觉训练

听觉训练的目的是让听力语言障碍通过"听"来感受周围的声音世界，接受和解析声音中包含的信息，为语言学习创造条件。

根据听力语言康复对象的成分不同，听觉训练的方法也有所区别。其中保留语言功能性障碍者和听力障碍发生时间较短的老年人，只要掌握了听力康复设备的使用方法，度过了适应期，就可以像听力健康者一样参与社会交流，不一定必须进行听觉训练。而对于听力和语言功能双重障碍者和听力下降时间较长又没有经过干预的一些听力语言障碍者，听觉训练是他们康复的必由之路。

1. 咨询指导　前已述及，大部分的听力语言障碍者都对听力康复设备抱有极高的期望，他们认为只要使用了助听器或人工听觉装置，听力就会恢复到正常水平。这种过高的心理期望会使他们不能承受康复过程中遇到的困难。咨询指导的目的就是在实施康复计划之前和之中，接受他们和家人的咨询，共同解析他们各自的听力、语言和心理特点，预判在康复过程中可能出现的问题，帮助他们建立适当的期望和增强他们坚持康复的信心。实践证明，咨询指导对于坚定听力语言障碍者的康复决心十分重要，对于取得家人和朋友对听力障碍者的支持同样十分重要。

根据具体情况，咨询指导可以采取面对面、一对一的方式，也可以采取小组集中讲解的方式，当然也可以通过电话、视频、微信等多媒体指导的方式。对于成年听力障碍者，小组集中咨询指导效果最佳，这种形式让他们感到自己不是唯一和孤立无援的，而且便于他们之间相互经验的借鉴和模仿，可以产生"抱团取暖"的积极效应。

2. 计划制订　康复训练计划的制订要契合听力语言障碍者的主观和客观条件，同时也要充分听取本人和家人的意见。根据康复目标一般将计划分为长期计划和短期计划两种，前者是后者制订的依据，后者是前者的阶段过程。

（1）长期计划

1）明确听觉与声音的关系，积极主动地接受放大后的声信号。

2）通过听力康复设备，准确地监测自己的声音。

3）对于双耳使用不同康复设备的个体来说，能自如整合来自两耳的声音信号。

4）听觉中枢能顺畅地接收和正确处理听力康复设备传递过来的声音信息。

5）心理上全面接纳听力康复设备，将其看作自己身体不可分割的一部分。

6）能很好地融入自然环境和社会环境。

（2）短期计划

1）提高对外界声音（如敲门声等）的注意力。

2）能发现自己的声调、音长、音高、韵律等的错误。

3）能分辨自己熟悉的家人或朋友的声音。

4）提高来自收音机或电视机中言语声的分辨率。

5）提高对来自电话或手机通话内容的理解。

6）提高在嘈杂环境中理解言语声的能力。

3. 听觉训练　主要是针对听力和语言双重障碍患者的听觉训练，因为这个群体中的大部分没有完成听觉中枢发育的全过程，不但对声音外在形式没有认识，也缺乏对声信号内涵的理解。听觉训练主要是对听觉察觉、听觉分辨、听觉识别和听觉理解的训练。

（1）听觉察觉：指让听力障碍者感觉到声音存在，即对声音"有"或"无"的判断。训练的起始阶段，家人或康复师要关注他们对日常声音的反应。比如观察对脚步声、敲门声、关窗声等有无反应，要记录他们对什么声音反应更灵敏，这不但可以判断听力设备的功效，还可以为听力康复设备的进一步优化提供依据。

（2）听觉分辨：指能判断声音的异同，包括音质、音量、音长、音高或元音和辅音的差异等。可以先练习对鼓声、锣声、双响筒等不同打击乐器声音的分辨，再练习对汉语拼音字母的分辨，最后练习对有含义的字、词或句子的分辨。

（3）听觉识别：是从众多的声音组合中确定某一种声音的性质，与声音分辨相比，增加了认知的成分，属于较高级的听觉过程。刚开始进行这种训练时，最好用实物做道具，借助视觉提高听觉记忆的能力，如选择具有数目、形状、颜色、大小、长短、多少、高低性质的字、词，熟悉后再选择一些具有抽象意义的词、句等进行练习。

（4）听觉理解：是指能明确声音代表的事物的内容或本质。这是听觉训练的最后一步，也是最为关键的一步。听觉理解不但要求听觉器官和听觉通路功能的正常，而且依赖于听觉中枢本身和与之相联系的其他中枢的功能正常。听觉训练如果没有实现对声音的理解，就失去了进行的意义。理解能力的训练包括聆听能力和综合能力的训练等多种方式。

（三）语言训练

在听力障碍发生前，退行性听力障碍和保留语言功能性听力障碍者，已经具有相当的语言基础，因此语言训练对他们的必要性远小于听力和语言功能双重障碍的成年人。听力和语言功能双重障碍者是语言训练的主要对象。由于听觉中枢和语言中枢的"功能再塑"余地较小，他们康复（特别是语言康复）的难度相对于儿童来说要大得多，其训练的方式也有许多不同。

1. 咨询指导　对于以往有较好语言基础的听力障碍者来说，语言训练的咨询指导主要是针对如何适应康复设备发出的声音，比如怎样对待堵耳效应带来的声音变调，如何应对收听音响设备的声音失真、如何通过辅助装置解决距离带来的噪声等。而对于具有听力和语言功能双重障碍的成人来说，咨询指导的内容就复杂得多。通过咨询指导要达到以下目的。

（1）让听力障碍者了解言语的习得过程和言语学习的关键期理论。

（2）让听力障碍者了解幼年时的语声刺激对听觉中枢和语言中枢发育的作用。

（3）让听力障碍者明白成人口语获得的优势和劣势，树立坚持语言康复训练的信心。

（4）让听力障碍者明白用于人际交流的语言不仅是有声语言，还包括手语以及书面语等。

（5）让听力障碍者了解和感受听力语言康复设备的使用不仅是为了学习有声语言，对各类语言的学习都有帮助。

（6）要明确指出语言训练解决的不仅仅是语言的主观表达问题，更重要的是对语言的理解问题。

（7）让听力障碍者的亲友了解，没有他们的积极参与和支持，听力语言障碍者语言训练的目的往往难以达到。

与听觉训练咨询指导相同,语言训练咨询的方式也有多种,可因时、因地、因人地进行选择。

2. 计划制订　因为影响的因素太多,成人语言训练的计划尚没有成型的模式,可以根据具体情况灵活制订。需要注意的是不可将语言训练计划与听觉训练计划割裂开来,两者的密切配合、同步实施是保证计划得以实现的关键。另外,为了增强训练对象的康复信心,长期计划要尽量宏观,短期计划要尽量具体。

3. 口语训练　口语训练对象主要是听力和语言功能双重障碍者和长期患有听觉障碍又没有对其早期提供干预的患者。对于前者,特别是自幼就有听力语言障碍的成人,因为没有语言的刺激和模仿,他们的发音和构音器官得不到锻炼,与言语有关的肺动力、声带张力、口型、舌位包括共鸣部位都有了改变,致使他们无法发出声音,或者即便能发出声音,也无法让人听懂。至于后者,虽然他们可能有较好的语言基础,但长期的听 - 说反馈机制的中断,监听和纠正语音异常的能力降低或消失,慢慢也会失去语言的原有韵律,变得生硬和干涩,让人难以理解。只有通过训练才能达到康复的目的。

(1)呼吸训练:通过呼吸操等方法,增强听力障碍者控制呼吸节奏的能力,防止说话时出现气息不足或中途停顿的现象。

(2)发音训练:通过参照动画或解剖模型,练习控制发音时声带的紧张度以及改变气流通过喉腔、咽腔和口腔时的走向,学会"用嗓"。

(3)构音训练:通过改变舌位和口、颊、唇肌肉的紧张度以及鼻音训练等,减少说话时气体的不合理流动,增加声音的韵味。

(4)声强控制训练:通过听 - 说反馈机制的恢复和提高对环境声音强度变化的监测能力,控制自己发声的强度。

(5)言语流畅度训练:可通过有针对性的言语矫治、语言治疗、心理辅导以及朗诵、歌唱练习提高语句的流畅性。

4. 唇读学习　唇读学习是一种通过观察说话者唇形、口形、面部表情和身体姿势而识别话语内容的技能。人类的视觉系统是一个功能强大的辅助听觉系统,它能帮助优化利用残余的听觉功能,当然身体的其他感觉器官也可以用来增强交流功能,使用上述所有和语言相关的感觉系统,来协助听觉系统以优化交流效果的方法统称为唇读。

因为汉语中有许多同音不同义的字和词,因此单纯依靠视觉学习唇读是十分困难的,即便是训练有素的唇读者也不能完全看懂对话者的语言含义,但有了听力的帮助,唇读的效率可有大幅度提高。掌握唇读的方法和技巧对于唇读的学习十分重要。

(1)初学者要先面对镜子(最好是三向镜)观察自己说话时的唇(口)形,也可以通过录像资料等进行练习,以尽快掌握唇读的要领。

(2)最开始学习唇读的观察对象应选择家人或朋友,因为熟人的讲话模式较陌生人更容易让人接受,言语识别也更容易。

(3)开始练习唇读时,尽可能选择与日常生活相关,自己又熟悉的话题。为便于理解,在练习唇读过程中可以请说话者放慢速度,但唇(口)形不要夸张。

（4）先选择在光线充足的环境下，位于说话人的对面与其进行唇读练习，再逐步过渡到位于任何角度与他人进行交流。

（5）不要企图看懂每一个词汇，听完整个句子更有利于对话题的理解，因此尽量不打断谈话人的表述。但如果一句话结束仍没有看懂，则要求他重复。

（6）运用唇读进行交流的一个重要技巧是"合理猜测"，因此，事先掌握谈话的主题对听（看）懂谈话的内容十分重要。

（7）通过各种方式关注时事新闻，因为这些往往是日常谈话交流的主题。

（8）听到的任何信息都会对了解谈话的内容有极大的帮助，因此助听设备的性能选择和功能优化十分重要。

综上，要熟练掌握和灵活运用唇读技能，必须充分发挥听觉、视觉和预判感知的作用。

5. 手语的辅助　手语是以手的动作、面部的表情和身体的姿势进行交际和交流的一种特殊语言。在听力语言康复设备出现之前，手语是听力障碍者互相沟通的一种重要工具。由于受到文化背景、自然环境、生活方式等条件的影响，各地的手语并不统一，为了方便学习和使用，中国国家标准化管理委员会已经颁布了GB/T 24435—2009《中国手语基本手势》国家标准。

听力和语言功能双重障碍的成年人，大部分会使用一些手语进行交流。传统观念认为，手语会影响到口语的学习，但近年来有关脑成像研究结果显示，手语的确可以激活语言中枢。另有一些研究证明，手语和口语在语言产生和语言接受上会有互补作用，即手语的训练和使用在一定程度上能够促进听力障碍者口语能力的发展。在现实中也能观察到有些听力障碍者在用手语交流时伴有口型的配合。在语言训练实践中发现，有手语基础的障碍者学习口语的能力优于没有手语基础者。

（陈振声）

第三节　成人听力语言康复效果的评价

一、评价要素

由于障碍发生的年龄、康复开始的时间、使用设备的性能、本人康复的期望等条件的不同，成人听力语言康复效果的评价不能使用同一个标准，其评价要素也是多层次、多维度的，至少应包括以下几个方面。

1. 听觉康复方面　这是康复效果最基本层面的评价，如果听觉康复没有表现出应有的效果，其他方面的康复也很难令人满意。对成人听觉康复效果的评价主要聚焦两个方面，一是补偿后听敏度测试，二是听觉能力水平的功能评估。前者评价的是听力障碍者使用听力康复设备后的听力补偿水平。后者测试的是患者经听力康复训练后对语言的理解能力。

2. 语言康复方面　这是障碍者和家人最关心的效果评价，但与听觉康复相比，影响语言康复效果的因素太多，对它的评价不能脱离原来设定的康复目标，只要达到或接近原定目标，康复效果就是满意的。语言康复效果主要从语言的表述和使用两个方面进行评价。语言的表述考查的是他们用语言（包括唇读、手语、书面语等）表达自己意愿的能力，语言的使用主要是看他们运用语言进行交际的能力。

3. 社会参与方面　这是成人听力语言康复最实用的评价指标，特别是对于听力和语言功能双重障碍的患者来说尤为重要，他们康复的主要目的不是也不可能是听力语言水平的大幅度提高，但只要他们学会了用语言进行思维，畅通了与他人沟通的渠道，康复就是成功的。这项评价可以从融入日常生活、学校学习、单位工作、业余活动、社区交流等方面设立指标，评价的主体是他们自己和家人、亲友、邻居、同事、同学等与他们接触最多的人员。

二、评价方法

（一）评价时机的选择

对听力语言障碍人士来说，康复效果的概念是相对的，康复效果的评价是相对于障碍初始状态而言。因此，康复评价的选择时机应包含对初始状态的功能评价，至于在康复过程中选择何时进行评价要因人、因时、因事而异。

在决定对一个个案进行康复时，首先要做的就是要对他的基本情况进行了解，包括听力损失的发生时间、性质、程度；语言思维的程度、口头语言的功能、与他人交流时需不需要手语的帮助，对康复的期望值如何，家人对其康复的态度等。实际上这个了解的过程就是康复评估的开始。对初始状态的了解，不但可以为康复设备的选择和康复目标的设立提供依据，而且为未来的康复效果评价提供了参照。

听力康复设备的选配完成，是康复评价的一个时间节点，此时评价的主要是设备功能状态与克服障碍的契合度和使用者对设备的适应性，评价的结果可以为设备性能的再优化提供支持。

听力康复设备使用3个月结束时，又是一个康复评价的时间节点。有研究证明，这个时间区间的听觉康复效果显著，言语的分辨率明显提升。有人将这个时期称为"适应性调节期"，将这种现象称为"环境适应现象"。

此后，有的使用者会有康复进步变缓甚至停滞不前的感觉，这主要是随着对康复设备的熟悉，自己和家人的康复期望不断提高，社会交流的范围不断扩大，交流环境日趋复杂的原因。通过康复效果评价就可以发现他们的康复仍在进步。

如果康复设备选配得当、性能优化到位、康复过程规范严谨，康复计划执行顺利，经过半年到1年，保留语言功能性障碍者和部分不伴有认知问题的老年障碍者会收到满意的康复效果，此时可对照康复目标和计划进行最后的效果评价。

对于听力和语言功能双重障碍者，康复周期会明显长于其他类型的患者，开始阶段可每3个月左右安排一次康复效果评价，以后视康复效果适当延长。在此期间，虽然他们自己可能没有明显进步的感觉，但评价结果对于鼓舞他们的康复勇气和增加他们康复的信心有着重要意义。

（二）评价方法的选择

1. 对助听设备效果的评价　经典的助听器效果评价是在声场条件下，使用啭音分频率测试助听听阈，结合患者自身感受，对助听效果做出评价。

对于人工听觉植入装置的效果评价，也可以采取上述方法，目前更多的是通过测试对包括语声在内的各种声音的舒适度来评价植入后的效果。

2. 言语识别能力评价　言语识别能力评价是一种通过客观测量受试者言语的分辨能力，评价康复效果的手段。对测试设备、测试材料、测试环境、技术手段要求较高，但结果更客观和可靠。

3. 问卷评价　这是国际通用的评价方法，更多地考虑了他们的主观感受，因此更具有实用价值。其中交流能力的评价是通过填写交流能力评估表，对听力语言障碍者的康复效果进行评价，属于问卷调查的范畴。这种评价方式特别适用于听力和语言双重功能障碍和有认知问题的听力语言障碍人士。

（三）评价结果的应用

1. 指导康复个案的选择　成人听力语言康复对象的成分构成复杂，他们的实际状况与康复诉求有时很难统一，所以初始阶段康复评价结果对于个案的选择十分重要。面对期望值过高的听力语言障碍者和家人，应用康复评价的数据对他们进行咨询指导，更容易改变他们不切实际的初衷，达成一致的康复意见。

2. 指导康复目标的设定　在实施康复之前，或实施下一阶段康复之前，都要设定一个可及的康复目标。目标是否可及，依据的就是康复效果评价的结果。尤其是阶段性评价结果，不但可以告诉前一阶段康复训练的成效，而且可以为他们下一阶段的康复走向给出提示。

3. 指导康复计划的制订　阶段性康复效果评价的结果，检验着以往康复训练计划的得与失，哪些计划制订得不够详尽、哪些计划跟不上康复进度、哪些计划无法完成、哪些计划需要调整，都可以从效果评价结果中得到启示。另外从本次评价结果也可以看出他们的康复训练潜力，这些都可以为下一阶段的计划制订和实施提供参考。

4. 为选择训练方式提供依据　针对目前成人听力语言康复形式多样性的现状，康复效果评价的结果可以帮助他们选择适合自己的康复模式。如果效果评价结果显示，自己已经熟悉了康复设备的使用和维护，适应期已顺利度过，家人对康复有足够的支持，可以选择家庭康复。否则就最好在专业人员的指导下进行康复。

5. 为预估社会融入度提供依据　成人听力语言康复的主要目标是回归社会，康复效果评价的结果可以显示其融入社会的层面和程度。如果效果评价结果显示，在嘈杂环境也能自由地与他人进行口语交流，就可以融入正常的工作和生活环境中。

（陈振声）

第四节　成人听力语言康复的跟踪随访

听力语言障碍者进入康复过程后，还会遇到一系列的实际问题，包括康复设备、康复训练、个体身心等方面。如果不能及时处理这些问题，会对康复计划的实施产生影响。与他们保持密切联系，定期跟踪随访是解决这些问题的有效方法。

一、随访时间的确定

康复对象的年龄、康复需求、学习条件、工作性质、设备种类、受教育程度和家庭环境状况等决定着随访频率的确立。一般原则是年龄大的、听力语言基础差的、对康复期望值高、受教育程度低、家庭支持力度小，随访时间间隔要短；反之可适当延长。跟踪随访时间可以与康复效果评估结合起来，原则上在刚开始康复的第1年，一般保持每3个月一次，进入康复常态后，时间间隔可适当延长。

二、随访方式的选择

1. 预约到康复机构随访　预约到康复机构随访是最为提倡的一种方式，特别是对于听力和语言功能双重障碍和伴有认知障碍的康复对象。因为在康复机构可以及时解决他们提出的问题，还可以随时查阅康复档案资料，便于康复者自身康复效果的纵向比较。

2. 预约到康复对象家中随访　这种随访形式的优点是节省了康复对象的时间和经费，方便那些正处在学习或工作期间的康复对象，而且还可以实地考察他们的家居和生活环境，利于根据现实条件修改或调整康复计划，同时还可以通过访问家人，了解他们的康复实施情况。

3. 电话、手机或视频随访　这种方法便捷、高效、省时、省力、降低成本，还可以检验他们使用这些通信工具的能力和效果，对于有较好听力语言基础和康复效果的康复对象特别适用。对于所有康复对象，保持经常的电话联系还可以起到亲近关系、抚慰心理、提升康复信心的作用，值得提倡。

4. 问卷调查式随访　这种方法特别适合偏远、交通不便的地区和康复服务辐射半径过大的地区。具有给康复对象留有充分思考和回答的时间的优点，也方便康复资料的汇总、处理和保存。但问卷的设计要具有鲜明的个性化特点，不要套用统一格式，以免让康复对象有例行公事的感觉。

三、随访内容的确定

随访不是走形式，而是要解决康复中的问题，因此随访的关键是个性化和针对性。随访内容的确定要密切结合康复训练的目标和计划，重点应关注以下内容。

1. 训练计划的进度和面临的问题　这是跟踪随访时最重要的内容，因为训练计划制订时已经考虑了他们的康复基础和支持条件，理想的结果是计划进度和实际进度的完全吻合，这也是确保康复目标如期实现的前提。

随访中，如果发现康复训练的实际进度快于计划进度，需及时对原有计划进行调整，以激励他们的康复积极性；如果发现实际进度跟不上设计计划，要帮助他们分析落后的原因，指出训练中需要注意的问题，给出解决问题的具体办法。

2. 康复设备的运行和使用情况　在科技不断进步的今天，成人听力语言康复对于设备的依赖程度越来越大，保证设备的安全运行和正确使用是确保设备功能发挥的前提，也是保证康复训练按计划进行的前提。虽然在设备验配时已经教授他们如何维护和使用，但在实际使用过程中，他们还会遇到一些新问题。在随访时要对设备使用进行考察，对新出现的问题给出解决方案。

3. 裸耳听力的变化和听觉康复的现状　由于受年龄、疾病等方面的影响，康复过程中，有些康复对象的听力可能会发生一定的变化，这些变化肯定会影响康复设备的作用发挥,因此随访时一定要明确裸耳的听力情况。

对于刚刚进入康复训练流程的对象,要关注他们能否正确使用康复设备,是否度过适应期;对于有一定康复经验的对象,要注意他们已经进入到听觉康复的哪一个阶段并及时给予指导。

4. 了解语言学习的现状和运用语言的能力　此处所谓的语言学习,不仅指的是对口语的学习,特别是对于听力和语言功能双重障碍的对象而言,能够取得口语的进步固然重要,但唇读能力和手语水平的提高也是康复训练的重要成果。

对成年听力语言障碍者来说,相对于语言的积累,语言的运用更为关键,这是检验他们能否顺利融入社会的标志性指标。随访时可以通过观察他们与家人的交流方式来进行判断,也可以通过事先设计的一些情景展开考察。

5. 了解康复训练给他们的生活和工作带来的变化　听力语言障碍会给康复对象带来多方面的影响,其中影响最大的是对心理健康带来的阴影。因为听力障碍,他们对周围世界的认知缺乏完整性,因为语言障碍,他们与人际社会的沟通有困难。

康复的主要目标就是通过提高"听"与"说"的能力,拉近他们与环境和社会的距离。随访中,要重点考察前一阶段的训练对实现这个目标是否有帮助。无论他们能听懂多少单词、能说多少句子,只要不能应用到与他人的交往中去,就都只是知识而不是技能,都对于实现康复的最终目标没有太大意义。反之,可能他们暂时还没有大量的单词储备,没有通畅的语言表达,但敢于在与他人的沟通中使用这些知识,那么训练就是有效的。

6. 了解亲友、同事对其康复训练的支持力度　成人听力语言康复的主要场所是家庭、学校或工作单位,训练的主要方式是与人的交流沟通,所以,与康复对象交往最密切的家人、朋友、同学、同事的态度直接左右着训练计划的进程和成效,因此他们也是随访的重要成员。

亲友、同事等对其康复的支持包括多个方面,其中最重要的是能够配合他们训练计划的执行。除了要协助创造有利于康复训练的听觉、视觉环境外,还要使自己成为康复训练计划的一部分,更要监督、支持他们按时完成康复训练计划。

跟踪随访可以单独进行,可以与患者的复诊结合,也可以配合康复效果的评估一起实施,无论采取何种方式,随访的结果都要单独记录,编入病历,成为康复档案的组成部分。

（陈振声）

扫一扫,测一测

第四章 听力语言康复评估

本章目标

1. 掌握各年龄段听力语言康复效果评估方案。
2. 熟悉评估方案中各项目的评估内容。
3. 了解各评估项目的方法及临床应用。

第一节 听力语言康复评估概述

康复评估（rehabilitation evaluation）是指采用本领域通用的相关测试、量表、问卷及生活中的观察等，在特定的环境和规定条件下对评估对象的听觉能力、言语能力、语言能力、认知能力及适应社会综合能力进行定性或量化评价，康复评估可为制订康复目标、优化康复方案、判定康复效果提供依据。

随着听力诊断技术的不断提高，人工听觉技术和康复手段不断进步，大多数听力障碍者在干预后可获得较好的康复效果。评估方法、评估技术在不断发展中。本章主要介绍国内常用的听力障碍者听力语言康复效果的评估方法。

目前常用的听力语言康复效果评估手段包括听力学测试、问卷调查和言语测听。

1. 听力学测试 听力学测试为多年来康复效果评估最基本的方法之一。评估标准详见之后关于长时平均会话语谱和言语香蕉图的内容，也可使用听觉诱发电位等客观听力测试方法。若所使用的助听设备不能满足患者需要，可通过评估结果建议患者使用其他更能满足需要的助听设备。

2. 问卷调查 问卷调查是通过询问家长、监护人或患者本人而获得的听力障碍者相关能力方面的信息，可用于不能配合临床测试的儿童，尤其是那些年龄小、康复初期、多重残疾儿童等。问卷调查同样也适用于成人患者。问卷调查所获得的信息是关于听力障碍者在日常生活中的行为表现，因此可作为临床测试的有益补充，使问卷调查成为临床上常用的贯穿于整个康复过程的听力障碍者康复效果的评估方法。

3. 言语测听 言语测听是临床上常用的听觉能力评估方法。由于我国听力学起步较晚，且因汉语有自身的语音语法规则需要自行研发，我国的言语测听材料还在不断完善中。经过多年的努力，我国已开发出多项适用于听力障碍者的言语测听材料。言语测听需要患者的配合，因此受试者需满足一定的生理年龄、听力年龄、听觉言语能力等。使用时应结合患者的实际情况选择合适的测试材料、给声方式、反应方式等。

需要强调的是，在患者各阶段康复效果评估中，应结合患者的实际能力和康复需求选择相应的测试。在某一层级测试得分接近但未达到"天花板"效应或患者的能力达到下一层级测试要求时，应适时加入下一层级即难度较大的测试，以期得到当前水平的基础资料，为以后的评估提供基线参考。

第二节　婴幼儿期儿童听力语言康复效果评估

婴幼儿期听力语言康复效果评估方案汇总见表 4-2-1。

表 4-2-1　婴幼儿期听力语言康复效果评估方案

评估方法	评估项目
听力测试	助听听阈测试
	皮层听觉诱发电位（CAEP）
问卷调查	婴幼儿有意义听觉整合量表（IT-MAIS）
	有意义使用言语量表（MUSS）
	听觉能力分级问卷（CAP）
	言语可懂度分级问卷（SIR）
	小龄儿童听觉发展问卷（LittlEARS）
	汉语沟通发展量表（CCDI）
言语测听 （由易到难排序）	林氏六音测试
	简易版普通话早期言语感知测试（LV-MESP）/普通话早期言语感知测试（M-ESP）
	普通话儿童言语理解力测试（M-PSI）
其他	录像分析法

一、听力学检查

（一）助听听阈评估

1. 基本概念　助听听阈（aided threshold）是指在声场条件下，患者在使用助听设备时测得的听阈，是评估助听效果的方法之一，测试音通常为啭音。

2. 测试目的

（1）了解听力障碍者的听力补偿效果，便于选择适宜的助听设备。

（2）了解听力障碍者配戴助听器或人工耳蜗等助听设备后的助听效果，便于助听设备的调整，以达到最佳助听效果。

（3）定期的助听听阈测试可以帮助监测听力障碍者的听力是否波动（排除助听设备因素）。

3. 测试方法　助听听阈的测试方法与儿童行为测听基本相同，测试时将非测试耳的助听设备关闭，可分别得到左、右耳的助听听阈。

（1）声场的建立

1）测听室的要求：符合标准声场（GB/T 16296.2—2016）的要求，测听室的本底噪声不超过 30dB（A）。测试空间大小适宜，以减少受试者头位改变及驻波所致的声场变异。

2）测试信号：最常用的测试信号为啭音。在助听听阈测试中，应用啭音的优点主要是引起被测试人的注意，提高听力障碍者对测试的兴趣，以及减少驻波的形成。

3）扬声器及受试者的位置：扬声器的高度应以受试者坐下齐耳的高度为基准，扬声器与受试者相距 1m，头部中心及外耳道与扬声器中心位置在同一水平面；扬声器距参考测试点多采用45°方位角或90°方位角。

（2）测试方法的选择：根据听力障碍者的年龄、智力发育等选用不同的行为测听方法。测试方法包括行为观察测听（behavioral observation audiometry，BOA）、视觉强化测听（visual reinforcement audiometry，VRA）、游戏测听（play audiometry，PA）、纯音测听（pure tone audiometry，PTA）。

4. 测试结果的判断标准

（1）SS 线：正常人的言语声在强度和频率上都有一定的波动范围，记录一段长时间言语会话，稳定后分析其强度变化范围及其与频率的关系，称为长时平均会话语谱（long-term average speech spectrum，LTASS），中文简称 SS 线。长时平均会话语谱是语音短时频谱的长时间平均。如果声场是按声压级（SPL）建立的，测得的助听听阈与正常人长时平均会话语谱相比较。一般认为助听听阈在 SS 线上20dB 为最佳助听效果，即在正常人听觉言语区域内（图4-2-1）。

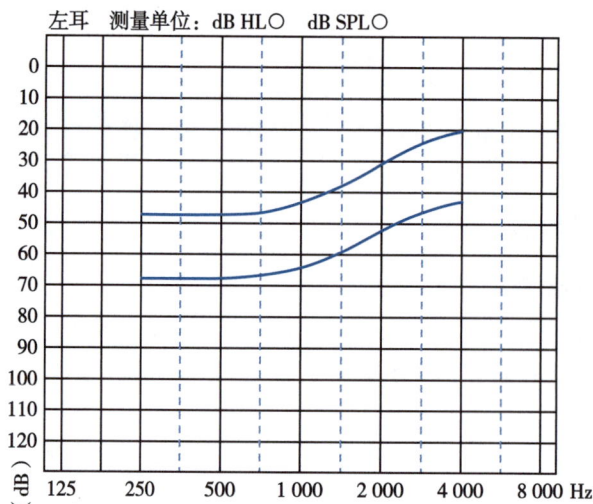

图 4-2-1　SS 线示意图

（2）言语香蕉图（speech banana）：如果声场是以听力级（HL）水平建立的，测得的助听听阈结果与正常人言语香蕉图比较。言语香蕉图是言语语音信号在纯音听力图上的频谱 - 能量分布图示。其横坐标轴为频率（单位为 Hz），数值从左到右递增;纵坐标轴显示能量(单位为 dB HL),数值从上到下递增。当说话人正常话语的所有音素都汇聚在听力图上的某一区域内时,其轮廓宛如一只平躺的香蕉,因此称这块区域为言语香蕉图。一般认为 250Hz、500Hz、1 000Hz、2 000Hz、3 000Hz、4 000Hz 的助听听阈在言语香蕉图内为最适(图 4-2-2)。

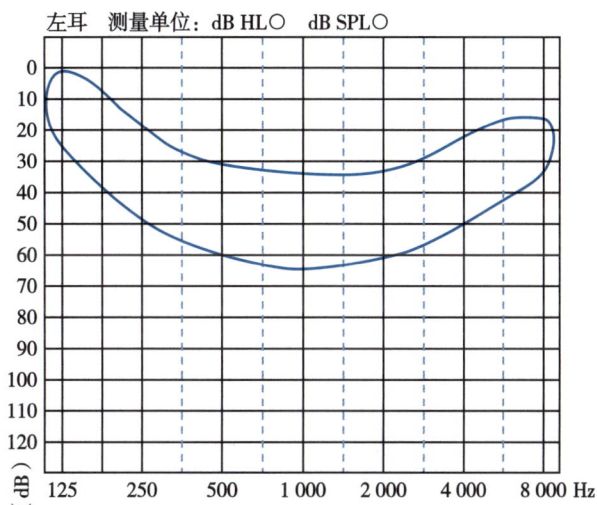

图 4-2-2 言语香蕉图

(二)皮层听觉诱发电位检查

1. 基本概念 皮层听觉诱发电位(cortical auditory evoked potential,CAEP)是指大脑对声音信号进行感觉、认知、记忆过程中所产生的电位,由 Davis 在 1939 年提出。

2. 皮层诱发电位的组成及特点 CAEP 可分为内源性和外源性成分,P_1-N_1-P_2 属于外源性成分,潜伏期在 50～300ms,属于长潜伏期电位,可能起源于颞上回的听觉区域。听力正常成人主波是 N_1 波,潜伏期大约在 100ms,50ms 左右会出现一个幅值较小的 P_1 波;而儿童主波是 P_1 波,其潜伏期在 100ms 左右,200ms 左右有一个宽大的负波——N_{1b} 波,有儿童还出现 N_{1a} 波,但 N_{1a}、N_{1b} 波形均没有年龄相关性变化,而稳定出现的 P_1 波潜伏期随着年龄的增长而逐渐缩短。这是因为皮层反应产生于初级听觉皮层、听觉联合区域、额叶皮质及皮质下区域等多个大脑区域,随着年龄的增长每个区域发育成熟的速度不同,所以在不同年龄段 P_1-N_1-P_2 的波幅、潜伏期及脑地形图也不同。因此,随着年龄的增长,神经髓鞘不断发育,突触同步化逐渐完善,神经传导速度增加,潜伏期缩短,波幅减小,直至发育到成人水平。

3. 皮层诱发电位的临床应用

(1)应用基础:CAEP 可被言语声诱发,因此与言语感知的相关性更好;反映的听觉传导通路更完整,可深达听皮层;每个刺激声持续时间较长,足以刺激助听设备的线路;刺激声从言语声中提取,经滤波后频响较好,能反映各频段听力情况。CAEP 测试可在受试者清醒合作时完成。CAEP 的 P_1 波可用于听力障碍儿童中枢听觉系统发育程度的评估。

（2）刺激声：临床使用的测试设备的三个刺激声均经过声学处理，/m/（200～500Hz，代表低频）、/g/（800～1 600Hz，代表中频）、/t/（2 000～8 000Hz，代表高频），持续时间分别为30ms、30ms、20ms。测试强度为55dB SPL、65dB SPL、75dB SPL。

（3）临床应用：研究结果显示 CAEP 测试结果与助听听阈、言语测听和主观问卷（听觉能力分级问卷和言语可懂度分级问卷）评估结果具有较好的相关性，55dB SPL 强度下是否引出 CAEP 波形可作为评估助听器选配效果的指标之一，并且 CAEP 测试结果可作为预测听力障碍儿童言语感知能力的方法之一。CAEP 可作为简便客观的测试方法用于听力障碍儿童助听效果的评估。

二、问卷评估

（一）婴幼儿有意义听觉整合量表

1. 基本概念　有意义听觉整合量表（Meaningful Auditory Integration Scale，MAIS）是由美国印第安纳医学院提出，用于评估 3 岁以上听力障碍儿童在实际交流环境中听觉能力的量表。婴幼儿有意义听觉整合量表（Infant-Toddler Meaningful Auditory Integration Scale，IT-MAIS）是对 MAIS 进行修正后获得的，适用于评估 3 岁以内听力障碍婴幼儿的听觉能力。当前 IT-MAIS 和 MAIS 量表已被广泛应用于临床，作为评估听力障碍儿童植入人工耳蜗或助听器干预后听觉能力发展的重要手段。目前，已建立了中国区域性听力健康儿童常模。

2. 量表内容及评分方法　IT-MAIS 共 10 个问题，包含发声情况、对声音的察觉能力和对声音的理解能力 3 个维度。IT-MAIS 每个问题根据听觉行为出现的概率打分，"从未出现"计 0 分，"25% 的出现概率"计 1 分，"50% 的出现概率"计 2 分，"75% 的出现概率"计 3 分，"100% 的出现概率"计 4 分，量表满分为 40 分。分数越高，表示听觉能力越强（表 4-2-2）。测试采用访谈方式，由评估人员逐题向家长问询，并要求家长举出尽量多的具体实例以帮助评分更准确。

表 4-2-2　婴幼儿有意义听觉整合量表

题号	问题
1	当孩子佩戴助听装置时，他／她的发声有无变化？
2	孩子能否说出可被认定为"言语"的完整音节和连续音节？
3	孩子能否在安静环境中，只依靠听觉（没有视觉线索）对叫他／她的名字做出自发的反应？
4	孩子能否在噪声环境中，只依靠听觉（没有视觉线索）对叫他／她的名字做出自发的反应？
5	在家里孩子能否不需要提示而对环境声（狗叫声、玩具发出的声音等）做出自发的反应？
6	在新环境中孩子能否对环境声做出自发的反应？
7	孩子能否自发地认识到听觉信息是他／她日常生活中的一部分？
8	只依靠听觉（没有视觉线索）的情况下，孩子能否自发地区分出两个人的说话声？
9	只依靠听觉，孩子能否自发地区分出言语声与非言语声的差别？
10	孩子能否只依靠听觉而自发地感知语气（愤怒、兴奋、焦虑）？

（二）有意义使用言语量表

1. 基本概念　有意义使用言语量表（Meaningful Use of Speech Scale，MUSS）由 Robbins 等在 1992 年设计完成，主要用于听力障碍儿童言语产出能力的评估。该问卷适用范围广，使用简单，已应用于助听后听力障碍儿童康复效果的评估。

2. 量表内容及评分方法　MUSS 量表包含 10 个问题，评估内容包括发声交流情况、言语交流能力和言语交流技巧 3 方面。MUSS 每个问题根据言语行为出现的概率打分，"从未出现"计 0 分，"25% 的出现概率"计 1 分，"50% 的出现概率"计 2 分，"75% 的出现概率"计 3 分，"100% 的出现概率"计 4 分，量表满分为 40 分（表 4-2-3）。分数越高，表示言语能力越强。测试采用访谈方式，由评估人员逐题向家长问询，并要求家长举出尽量多的具体实例以帮助评分更准确。

表 4-2-3　有意义使用言语量表

题号	问题
1	孩子如何用发声吸引他人的注意力？
2	孩子在相互交流过程中的发声情况
3	发声随交流内容和信息的变化情况
4	当孩子与父母或兄弟姐妹谈论熟悉的话题时，他 / 她能否自发地只运用言语这种方式进行交流？
5	当孩子与父母或兄弟姐妹谈论较为陌生的话题时，他 / 她能否自发地只运用言语这种方式进行交流？
6	在社交活动中，孩子是否愿意自发地使用言语这种交流方式与听力正常人进行交流？
7	当孩子因需要获得某样东西而必须与陌生人进行交流时，他 / 她能否自发地使用言语这种方式进行交流？
8	孩子的言语能否被陌生人所理解？
9	当孩子的言语不能被熟悉的人所理解时，他 / 她能否自发地使用口头纠正和澄清方式对其进行解释？
10	当孩子的言语不能被陌生人所理解时，他 / 她能否自发地使用口头纠正和澄清方式对其进行解释？

（三）听觉能力分级问卷

1. 基本概念　听觉能力分级问卷（Categories of Auditory Performance，CAP）是反映患者日常生活环境中的听觉水平的一项问卷，其适用的年龄范围较广，从婴幼儿到青少年均可使用，可全程跟踪评估听力障碍儿童各阶段听觉能力发育情况。CAP 问卷简便易懂，可重复性高，没有语言依赖性，可为非专业人员所掌握。因此是一种可由专业人员、家长及没有听力障碍儿童评估经验的人员使用的评估方法。

2. 问卷内容及评分方法　CAP 将听力障碍儿童的听觉能力分为 10 个等级，得分为 0～9 分（表 4-2-4）。按由低到高的等级逐一询问问卷中的问题，家长根据听力障碍儿童在日常生活中的反应做出详细的描述，由评估人员进行评分。得分越高，听觉能力越好。

表 4-2-4 听觉行为分级问卷

得分	问题
0	不能觉察环境声或说话声
1	可觉察环境声
2	可对言语声做出反应
3	可鉴别环境声
4	无需借助唇读可分辨言语声
5	无需借助唇读可理解常用短语
6	无需借助唇读可理解交谈内容
7	可以和认识的人打电话
8	在有回声或干扰噪声的房间（如教室或餐厅）里可与一组人员交谈
9	在不知话题时可以和陌生人打电话

（四）言语可懂度分级问卷

1. 基本概念 言语可懂度分级问卷（Speech Intelligibility Rating，SIR）用于评估听力障碍儿童的言语可被他人听懂的程度，可长期跟踪评估听力障碍儿童言语可懂度的发展变化过程。与 CAP 问卷相同，SIR 问卷简便易懂，可重复性高，没有语言依赖性，可为非专业人员所掌握。因此同样是一种可由专业人员、家长及没有听力障碍儿童评估经验的人员使用的评估方法。其具有使用简单、评估用时短等特点。

2. 问卷内容及评分标准 SIR 问卷将听力障碍儿童的言语可懂度分为 5 个等级，得分为 1～5 分（表 4-2-5）。按由低到高的等级逐一询问问卷中的问题，家长根据听力障碍儿童在日常生活中的反应做出详细的描述，由评估人员进行评分。得分越高，言语可懂度越佳。

表 4-2-5 言语可懂度分级问卷

得分	问题
1	连贯的言语无法被听懂 口语中的词汇不能被识别。患者日常交流的主要方式为手势
2	连贯的言语无法被听懂 当结合谈话情境和唇读线索时，可听懂言语中的单个词汇
3	连贯的言语可被某一位聆听者听懂 但需聆听者了解谈话主题，集中注意力并结合唇读
4	连贯的言语可被某一位聆听者听懂 如果聆听者不熟悉听障者言语，不需费力倾听
5	连贯的言语可被所有聆听者听懂 在日常语境中孩子的语言很容易被理解

（五）小龄儿童听觉发展问卷

1. 基本概念　小龄儿童听觉发展问卷（LittlEARS）的设计是建立在对婴幼儿听觉行为发展研究基础之上的，其内容制订涉及听觉接收、听觉理解以及言语产生三个领域，并包含足够的、可观察到的细节来显示婴幼儿发展进程中的差异，可对儿童听觉发展情况及助听效果进行评估。

2. 问卷内容及评分标准　问卷共 35 道题（表 4-2-6），包括接受性听觉行为、语义性听觉行为和表达性语言行为 3 个维度，考查儿童对各种声音（环境声、语言声、音乐声）的察觉、定向、区分、理解能力及牙牙学语、模仿等前语言行为。

本问卷共包括 35 个问题，每道题选择"是"或"否"（按 1、0 计分）。该问卷由家长自行填写即可，使用简单、方便、耗时短，且我国学者于 2009 年开发了中文版并建立了中国听力健康儿童常模。

问卷填写不需要采用访谈的形式，交给家长填写即可。该问卷设计的初衷是编制一个简便易行的评估 / 筛查工具，只需在家长不理解题意时进行解释。问卷适合 2 岁以内的听力健康儿童以及植入人工耳蜗或配戴助听器 2 年以内的听力障碍儿童。如果听力障碍儿童配戴助听设备后效果不理想，那么即使配戴 2 年以上，也可以考虑使用该问卷。听力障碍儿童如果出现连续 6 道题回答"否"，则剩下的问题答案记为"否"。

表 4-2-6　小龄儿童听觉发展问卷

序号	听觉反应	回答	举例
1	您的孩子对熟悉的人的语音有反应吗？	□是　□否	微笑；朝向声源；咿呀发声
2	当有人说话时，您的孩子注意听吗？	□是　□否	听；等待并倾听；较长时间地看着说话人
3	当有人说话时，您的孩子会转头朝向说话人吗？	□是　□否	
4	您的孩子对声响玩具感兴趣吗？	□是　□否	拍打、挤压使玩具发出声音
5	当看不见说话人时，您的孩子会寻找吗？	□是　□否	
6	当收音机或 CD、录音机打开时，您的孩子会听吗？	□是　□否	听；朝向声源，很专注，笑或者唱；自言自语
7	您的孩子对远处的声音有反应吗？	□是　□否	从另一个房间喊他（她）
8	当孩子哭泣时，您在看不见的地方和他（她）说话，他（她）会停止哭泣吗？	□是　□否	您试图用轻柔的声音或歌声抚慰孩子，但是和孩子没有目光接触
9	当听到严厉的声音时，您的孩子表现出惊慌或警觉吗？	□是　□否	变得难过并开始哭
10	您的孩子能"认识"不同的声音吗？	□是　□否	床头的音乐盒；催眠曲；水流到浴盆里

序号	听觉反应	回答		举例
11	您的孩子会寻找来自左边、右边或者后边的声音吗？	□是	□否	您说话或者狗叫时，孩子会寻找声源
12	当叫孩子的名字时，他（她）有反应吗？	□是	□否	
13	孩子会寻找来自上边或下边的声音吗？	□是	□否	墙上钟的声音，或者东西掉在地上的声音
14	当孩子伤心或情绪不高时，听到音乐后他（她）能平静下来或改变情绪吗？	□是	□否	
15	您的孩子能听电话并且听出是谁说话吗？	□是	□否	当奶奶或爸爸打电话时，孩子去接并且"听"
16	您的孩子会随着音乐做有节奏的运动吗？	□是	□否	孩子会随着音乐手舞足蹈
17	孩子能将某种声音和某个具体的物体或事件联系起来吗？	□是	□否	孩子听见飞机轰鸣声会看天空，听到汽车声会看街上
18	孩子会对简短的口头指令做出适当的反应吗？	□是	□否	"停下！""讨厌！""不许！"
19	当有人说"不"时，孩子会停止正在进行的活动吗？	□是	□否	即使孩子不看您，当您用强烈的语气说"不"时，孩子也会停止正在进行的活动
20	孩子知道家里人的称呼吗？	□是	□否	爸爸，妈妈，乐乐…在哪儿？
21	当您要求孩子模仿发音时，他（她）能做到吗？	□是	□否	"a""u""e"
22	孩子会听从简单的命令吗？	□是	□否	"到这里来！""把鞋脱下来"
23	孩子理解简单的问话吗？	□是	□否	"你的鼻子在哪儿？""球在哪儿？"
24	孩子能根据您的要求拿相应的物品吗？	□是	□否	"把球拿给我！"等
25	孩子会模仿您发出的声音或说的词语吗？	□是	□否	"u-u""汽 - 车"
26	当孩子看到不同的玩具时，会发出恰当的声音吗？	□是	□否	看到汽车说"嘀嘀"，看到狗说"汪汪"
27	孩子知道某种声音代表某种动物吗？	□是	□否	"汪汪"代表狗，"喵喵"代表猫，"喔喔喔"代表公鸡
28	孩子会模仿环境中的声音吗？	□是	□否	动物的叫声，电话铃声，警笛声
29	孩子能正确重复您说出的短音节和长音节吗？	□是	□否	"啦，啦，啦——"
30	孩子能从几个物体中挑出您让他（她）拿的那个物体吗？	□是	□否	从动物玩具中挑出"马"；从各种颜色的球中挑出"红色的球"

续表

序号	听觉反应	回答	举例
31	听歌时孩子会跟着一起唱吗？	□是　□否	童谣
32	孩子会在您的要求下重复某些特定的词语吗？	□是　□否	"跟奶奶说'拜拜'"
33	孩子喜欢别人读书给他（她）听吗？	□是　□否	
34	孩子会听从复杂的命令吗？	□是　□否	"脱掉鞋子到这里来"
35	孩子会跟着唱熟悉的歌吗？	□是　□否	催眠曲

（六）汉语沟通发展量表

1. 基本概念　汉语沟通发展量表（Chinese Communicative Development Inventory，CCDI）是按照汉语语法规律，参照国外资料修改完成的，此后进行了多项标准化研究。汉语沟通发展量表目前有普通话版和广东话版，用于评估儿童早期语言发展，为早期语言落后儿童筛查及干预效果评估提供帮助。

2. 量表内容及评分标准　汉语沟通发展量表包括"汉语沟通发展量表普通话版（短表）：词汇及手势"和"汉语沟通发展量表普通话版（短表）：词汇及句子"两个部分。

（1）汉语沟通发展量表普通话版（短表）：词汇及手势的词汇量表共含有411个词，包含了婴儿日常经常听到或用到的绝大多数词汇。按照词性和用途将其分为20类。调查是询问家长其子女对每一个词汇属于"不懂""听懂"还是"会说"。此外，还含有测试儿童对一些短语的理解、动作手势运用等。此表适用于8～16月龄的儿童。

（2）汉语沟通发展量表普通话版（短表）：词汇及句子的词汇量表共含有799个词，包含了幼儿期经常用到的绝大部分词汇，按照词形和用途将其分为24类。调查是询问家长其子女对每一个词汇属于"不会说"还是"会说"。此外，还含有组词、句子复杂程度、儿童表达的句子平均长度等。此表适用于16～30月龄的儿童。

量表每一部分均有评分标准，评估人员可根据总分对照常模评价听力障碍儿童与同龄听力健康儿童的差异。

三、言语评估

（一）林氏六音测试

林氏六音即 Ling6，包含 m、u、a、i、sh、s 六个测试音，涵盖了低频（m、u）、中频（a、i）、高频（sh、s）言语声的频率范围。测试时使用口声，可与听力障碍儿童相距不同距离，左右耳分别进行测试。此方法可快速简便地检测听力障碍儿童左、右耳对低、中、高频言语声的感知及识别情况，成为日常检测助听设备的方法之一。但由于测试时使用口声，强度不易控制，若有条件可同时使用声级计测试声音强度，使测试更为准确。

（二）普通话早期言语感知测试

普通话早期言语感知测试（Mandarin Early Speech Perception Test，M-ESP）由

郑芸等根据英文版早期言语感知测试(Early Speech Perception Test, ESP)研发的基本原则,结合汉语普通话及中国幼儿语言文化特点开发。

中文版 M-ESP 分为标准版和简易版。标准版 M-ESP 有 6 项亚测试,分别为言语察觉、节律分辨、扬扬格词分辨、韵母分辨、声母分辨、声调分辨测试。根据儿童的配合程度可采用录音测试模式或口声测试模式,其中以口声测试较为常用。所有测试词均有配套的图片,测试采用听声指图的封闭项言语测听方法。测试在安静条件下进行。简易版 M-ESP(Low-Verbal Mandarin Early Speech Perception Test, LV-MESP)由标准版 M-ESP 简化而来,包括言语声察觉、言语节律感知、扬扬格词分辨、单音节词分辨 4 项亚测试。测试采用口声方式。所有测试词均有配套的玩具,测试采用听声指玩具的方式,属于封闭项测试方法。适用于口语能力有限、词汇量不够、无法理解或不能配合标准 M-ESP 测试的幼儿。

(三)普通话儿童言语理解力测试

普通话儿童言语理解力测试(Mandarin Pediatric Speech Intelligibility Test, M-PSI)是由四川大学华西医院与美国 House 耳科研究所根据英文版儿童言语理解力测试(Pediatric Speech Intelligibility Test, PSI)的研发原理,结合普通话和中国儿童语言文化特点共同研发而成。M-PSI 测试材料包含 2 个练习句子、12 个目标句子和 12 个竞争句子。目标句子和竞争句子随机配对。目标句子分为两组,每组包含 6 个目标句子。每个目标句子包含 6～7 个单词,每个竞争句子包含 8 个单词。给声方式为使用 MAPP 测试软件(Mandarin Auditory Pediatric Protocol)播放录音。可在安静和噪声条件下测试。练习句子和目标句子均有配套的图片,测试采用听声指图的封闭项言语测听方法。根据听力障碍儿童的测试结果,信噪比以 5 dB 为步长逐渐降低以增加测试难度。

四、录像分析法

1. 基本概念　前语言期(preverbal period)是指从出生到第一个真正意义上的词产生的时期,通常为 10～14 月龄。这一时期的婴幼儿具有发音、感知、交际三方面的能力。研究证实前语言能力可以作为一种早期预测助听后儿童康复效果的评估方法。

录像分析法(tait video recording)是一种用于记录和评估前语言交流能力的方法,它将前语言交流能力分为话轮转换、主动交流、听觉注意和视觉交流。

2. 录像和评分方法

(1)录像方法:每次录像采集时间为 5～10min。选取其中最具代表性的 2min 录像片段作为分析材料。拍摄时选在光线充足的安静环境中,避免光线直射儿童面部,镜头主要给予儿童全镜头,参与测试的监护人也应出现在镜头范围内。儿童与监护人尽量平行而坐并面向镜头。拍摄内容包括面部表情、语言、手势或肢体动作。监护人使用语言与儿童进行交流,尽量不给儿童肢体动作提示。交流时每句话后要有少许停顿,以便于儿童有时间使用前语言交流技巧对监护人的每一句话做出反应。

(2)评分方法:前语言交流能力评估指标包括话轮转换、主动交流、视觉交流及听觉注意。

1）话轮转换（turn taking）：将监护人讲话后的停顿，或是儿童打断监护人的谈话，视为"一轮"。话轮转换可以是有声回应（vocal turn-taking，简称话轮转换 V），也可以是肢体回应（gestral turn-taking，简称话轮转换 G）。若两种反应均没有，则记为无反应（no response，NR）。以所分析录像资料中的总轮数作分母，分别计算上述各种回应方式的轮数占总轮数的百分比。

2）主动交流（autonomy）：如果儿童在交流时所提供的信息不能从监护人的谈话中预测，即交流是由儿童主动发起的，那么此轮可称为"主动交流"。主动交流可为有声回应（vocal autonomy，简称主动交流 V）或肢体回应（gestral autonomy，简称主动交流 G）。若两种反应均没有，则记为无反应（no response，NR）。以所分析录像资料中的总轮数作分母，分别计算上述各种回应方式的轮数占总轮数的百分比。

3）视觉交流（eye contact）：在监护人说话时，儿童目光适时地注视着监护人，称为"视觉交流"。以录像资料中监护人讲话的总字数作分母，儿童表现为视觉交流的字数作分子。视觉交流能力以计算所得的百分比表示。

4）听觉注意（auditory awareness）：若儿童在一轮对话中出现了有声回应而未表现出视觉交流，则这一轮出现了"听觉注意"。以无视觉交流的有声回应（non-looking vocal turn，NLVT）作为评估指标。以所分析录像资料中的总轮数作分母，计算无视觉交流的有声回应方式占总轮数的百分比。

第三节　学龄前期儿童听力语言康复效果评估

学龄前期儿童听力语言康复效果评估方案汇总，见表 4-3-1。

表 4-3-1　学龄前期儿童听力语言康复效果评估方案

评估方法	评估项目
听力测试	助听听阈测试
问卷调查	有意义听觉整合量表（MAIS）
	有意义使用言语量表（MUSS）
	听觉能力分级问卷（CAP）
	言语可懂度分级问卷（SIR）
	汉语沟通发展量表（CCDI）
言语测听（由易到难排序）	林氏六音测试
	普通话早期言语感知测试（M-ESP）
	听力损失儿童听觉语言能力评估
	汉语儿童噪声下言语识图测试（MAPPID-N）
	普通话儿童言语理解力测试（M-PSI）
	普通话词汇相邻性测试（M-LNT）
	快速噪声下言语测试（Quick SIN）

一、听力学检查

用于婴幼儿期儿童的听力评估方法同样可用于学龄前期儿童。

二、问卷评估

（一）有意义听觉整合量表

1. 基本概念 Robbins 等在 1991 年设计完成了有意义听觉整合量表（Meaningful Auditory Integration Scale，MAIS），主要用于 3 岁以上听力障碍儿童听觉能力的评估。

2. 量表内容及评分标准 量表内容包括设备使用情况、对声音的觉察能力和对声音的理解能力三方面。量表共包含 10 个问题（表 4-3-2）。评估由经过培训的听力学专业人员对听力障碍儿童家长或监护人采用访谈方式进行。评估前由评估人员对听力障碍儿童家长或监护人进行必要的指导。评估人员逐一询问量表中的 10 个问题，由家长或监护人对听力障碍儿童在日常生活中自发性的听觉反应做出详细的描述并鼓励家长或监护人提供尽量多的例子，并由评估人员将家长或监护人对每一个问题的回答进行详细记录。评估人员根据听力障碍儿童每个问题中所询问的听觉行为的发生频率进行评分。每个问题得分为 0～4 分五个级别。0 分为该情况从不发生（0%）；1 分为该情况很少发生（25%）；2 分为该情况偶尔发生（50%）；3 分为该情况经常发生（75%）；4 分为该情况总是发生（100%）。量表满分为 40 分。在实际使用过程中，学者多采用 MAIS 得分率进行统计分析。MAIS 得分率（%）=（MAIS 得分 /40）×100%。得分越高，表示能力越好。

表 4-3-2 有意义听觉整合量表

题号	问题
1a	孩子是否愿意整天（醒着的时候）配戴助听装置？（<5 岁）
1b	未被要求时，孩子是否主动要求配戴助听装置？（>5 岁）
2	如果助听装置因为某种原因不工作了，孩子是否会表现出沮丧或不高兴？
3	孩子能否在安静环境中，只依靠听觉（没有视觉线索）对叫他 / 她的名字做出自发的反应？
4	孩子能否在噪声环境中，只依靠听觉（没有视觉线索）对叫他 / 她的名字做出自发的反应？
5	在家里孩子能否不需要提示而对环境声（狗叫声、玩具发出的声音等）做出自发的反应？
6	在新环境中孩子能否对环境声做出自发的反应？
7	孩子能否自发地认识到听觉信息是他 / 她日常生活中的一部分？
8	只依靠听觉（没有视觉线索）的情况下，孩子能否自发地区分出两个人的说话声？
9	只依靠听觉，孩子能否自发地区分出言语声与非言语声的差别？
10	孩子能否只依靠听觉而自发地感知语气（愤怒、兴奋、焦虑）？

（二）其他问卷评估

学龄前期儿童可使用用于婴幼儿期儿童听力语言康复效果评估的问卷（如MUSS、CAP、SIR、CCDI 等）进行效果评估。

三、言语评估

（一）听力损失儿童听觉语言能力评估

1. 听力障碍儿童听觉能力评估工具 孙喜斌等研发的听力障碍儿童听觉能力评估词表表现形式是图画，全部词表由 424 张彩色图片组成，分为数字识别、语音识别、单音节词（字）识别、双音节词识别、三音节词识别、短句识别、声调识别、自然声响识别、选择性听取等 9 项测试内容。测试在本底噪声约 45dB（A）的安静环境下用正常言语声进行，测试者与被测试者并排而坐，二人间距半米，测试方式包括听说复述（开放项测试）或听话识图（封闭项测试）两种，给声方式可为口声或通过听力计给声。结果记录通常以公式计算成绩：正确识别卡片数 /25×100%＝识别得分。

以双音节词识别为例，每个词表分为 6 组，每组 5 张卡片（图 4-3-1），按组摆放图片，摆放时不发声，测试者每次选择一个图片发音，被试者根据发声词识别卡片，以此类推，完成全部测试。

2. 听力障碍儿童语言能力评估工具 孙喜斌等研发的听力障碍儿童语言能力评估包括语音清晰度、听话识图、模仿句长、看图说话、主题对话 5 个分测验。语言能力评估题库依据汉语语言的结构及使用规律编制。评估工具参照听力健康儿童在各年龄段的语言发育指标，将语言年龄（即听力健康儿童的实际年龄）作为评估标准。通过评估获得听力障碍儿童的语言年龄，并以此衡量其语言理解能力、表达能力、语法能力、发音水平及语言的使用能力等。

（二）汉语儿童噪声下言语识图测试

汉语儿童噪声下言语识图测试（Mandarin Pediatric Picture Identification Test In Noise，MAPPID-N）软件由中国科学院声学研究所、解放军总医院和香港教育学院修订。它包含一组从 1 到 10 共 10 个阿拉伯数字的辨识测试、3 组双音节词（每组 8 个备选项）辨识测试、6 组单音节声调（每组 4 个备选项）辨识测试。言语声及噪声的声强、方位及信噪比均可由软件控制和播放。所有测试词均有对应的图片。每组测试所对应的图片呈现在电脑触摸屏上，听力障碍儿童通过点击触摸屏上的相应图片进行测试。

（三）儿童普通话词汇相邻性测试

Kirk 等根据心理语言学领域中有关言语听辨的邻域激活模型，开发出词汇相邻性测试（Lexical Neighborhood Test，LNT）词表，包括单音节词表（分为难词表和易词表）和多音节词表（分为难词表和易词表）。国内学者参照英文版 LNT 词表，开发了儿童普通话词汇相邻性测试（Mandarin Lexical Neighborhood Test，M-LNT）词表，包括单音节词表和双音节词表。单音节词表包括单音节易词表 3 张、难词表 3 张（每表 20 个字）、练习表 1 张（10 个字）。双音节词表包括双音节易词表 3 张、难词表 3 张（每表 20 个词）、练习表 1 张（10 个词）。给声方式为播放录音。测试在安静条件下进行。听力障碍儿童反应方式为开放项听说复述法。

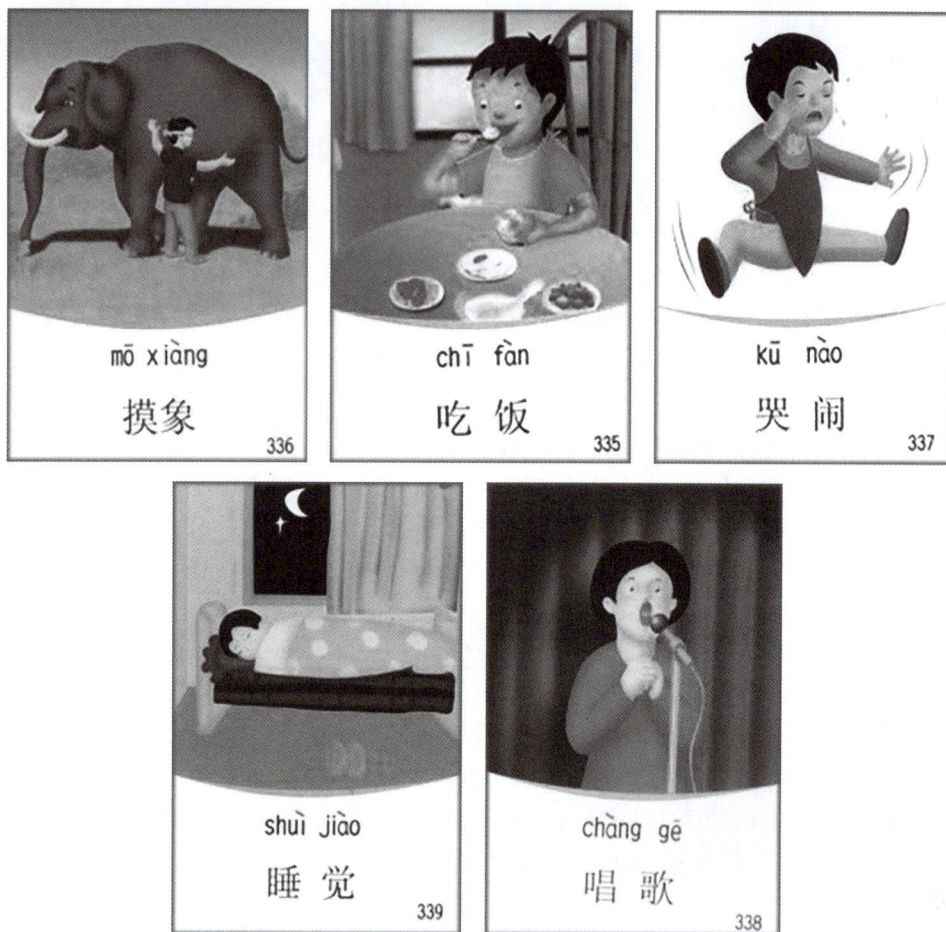

图 4-3-1　听力障碍儿童听觉能力评估词表的卡片示例

（四）普通话版快速噪声下言语测试

国内学者研发了普通话版快速噪声下言语测试（Quick Speech In Noise，Quick SIN）。该表从嘈杂语噪声下的普通话儿童短句库中抽取 90 个句子，组成 15 张噪声下句表，每张表 6 句话，每句包含 5 个关键词，使用原句所对应的四人嘈杂语噪声，每张句表的第 1 句到第 6 句信噪比逐渐降低，依次为 +15dB、+10dB、+5dB、0dB、-5dB、-10dB。给声方式为播放录音。听力障碍儿童反应方式为开放项听说复述法。

（五）其他言语评估

学龄前期儿童可使用用于婴幼儿期儿童听力语言康复效果评估的言语测听（如林氏六音测试、M-ESP、M-PSI 等测试）进行效果评估。

第四节　学龄期儿童听力语言康复效果评估

学龄期儿童听力语言康复效果评估方案汇总，见表 4-4-1。

表 4-4-1　学龄期儿童听力语言康复效果评估方案

评估方法	评估项目
听力测试	助听听阈测试
问卷调查	听觉能力分级问卷（CAP）
	言语可懂度分级问卷（SIR）
	日常生活助听满意度问卷（SADL）
言语测听 （由易到难排序）	林氏六音测试
	听力损失儿童听觉语言能力评估
	汉语儿童噪声下言语识图测试（MAPPID-N）
	普通话词汇相邻性测试（M-LNT）
	快速噪声下言语测试（Quick SIN）
	儿童版普通话噪声下言语测听（MHINT-C）

一、听力学检查

用于学龄前期儿童的听力评估方法可用于学龄期儿童。

二、问卷评估

（一）日常生活助听满意度问卷

1. **基本概念**　日常生活助听满意度问卷（Satisfaction with Amplification in Daily Life，SADL）是由 Cox 和 Alexander 于 1999 年为量化成人助听器使用满意度而研发的（附录 1）。助听器使用者在使用助听器 6 周后即可用 SADL 进行评估，问卷的难度为小学毕业水平即可理解，内容简洁，覆盖全面，虽然是为成人设计的，但是对一些大年龄的儿童或者青少年，只要能够理解问题的内容，也可以使用问卷进行评估。目前 SADL 问卷较为广泛地应用于临床，已被德国、巴西、澳大利亚等国家采用，作为临床评估助听器效果的有效工具。SADL 问卷也已翻译成中文版本，并进行了复测信度评估，取得了较好的复测信度结果。SADL 问卷在不同国家的研究应用包括以下几方面：①评估听力障碍者满意度，帮助其制订提高满意度的方案；②比较不同类型的助听器；③比较不同的验配方案；④为政府制定政策提供依据。

2. **问卷内容及评分标准**　SADL 问卷共包括 15 个问题，4 个方面。这 4 个方面分别是：①积极作用（positive effect）：第 1、3、5、6、9、10 题主要评估听力障碍者配戴助听器后的功能改善，包括语言交流障碍的恢复、声音定位的改善及音质是否自然等，还包括心理满意的成分；②服务与花费（service & cost）：第 12、14、15 题主要评估验配师提供的服务质量和助听器的花费；③负面作用（negative features）：第 2、7、11 题主要从背景声音的干扰、助听器的啸叫及对接听电话的帮助这 3 个方面进行评估；④个人形象（personal image）：第 4、8、13 题主要评估使用者配戴助听器后对自我形象和助听器外观的满意度。该项对于总体助听器满意度虽然没有前 3 项重要，但也是不可缺少的一部分。

　　SADL 问卷还包括附加项的内容，如助听器的配戴经历；每天配戴助听器的时间；不配戴助听器时听力的困难程度以及验配师需要填写的内容。

　　该问卷每个问题都有 A～G 7 个备选答案，以分数 1～7 分表示，1 分最差，7 分最好。助听器使用者根据近期的使用情况进行选择，每道问题只能选择一个选项。结果将分别计算 4 个方面的平均分及总平均分。如果使用者的助听器不是自费的，第 14 题不用回答，服务与花费方面的得分就只计算第 12 题和第 15 题的平均分；如果使用者在接听电话时不用助听器也可以听得很好，则第 11 题不用回答，在计算负面作用方面的得分只计算第 2 题和第 7 题的平均分。总的得分为使用者回答的 15 个问题的总平均分，若出现前述两种情况则需去除第 11 题和第 14 题来计算。

　　Cox 等在 1999 年建立了英文版的标准值，将使用者问卷的结果与标准值进行比较，如果得分达到或超出了标准值，说明助听器满足了使用者的需求；如果总分或某项得分低于标准值，说明使用者的满意度不高，这时验配师就要根据得分低的方面和使用者进行讨论，了解他们关注的问题和存在的困难，针对性地进行调整或提出改善的方法，从而提高使用满意度。

（二）其他问卷评估

　　学龄期儿童可使用用于学龄前期儿童听力语言康复效果评估的问卷（如 CAP、SIR 等）进行效果评估。

三、言语评估

（一）儿童版普通话噪声下言语测听

　　言语能力是判断听功能状态的最主要指标，而且日常言语交流大多在噪声下进行，因此言语测听尤其是噪声下的言语测听就成为最直接最有效的评价方法。1994 年，美国 House 耳科研究所研发了英语噪声下言语测听材料（Hearing in Noise Test，HINT）。之后，香港大学与北京市耳鼻咽喉科研究所、美国 House 耳科研究所合作研发了普通话版噪声下言语测听（Mandarin Hearing in Noise Test，M-HINT）材料，并根据 6 周岁儿童的听觉言语能力进行改编获得了儿童版普通话噪声下言语测听（Mandarin Hearing in Noise Test for Children，MHINT-C）材料。

　　MHINT-C 测试材料共有 15 个句表，每个句表包含 10 个短句，每句 10 个字。给声方式为测试软件合成声音文件给声，要求受试者复述听到的短句。MHINT-C 可用来评估安静及不同方向噪声（噪声声源方位可以选择 0°、90°、270°）条件下语句识别能力。根据受试者的配合能力测试言语识别阈或言语识别率。在测试言语识别阈时，通过自适应的调整信噪比的方法，在计分时以整句话为单位，若整句话复述正确则降低信噪比，若复述错误则升高信噪比，直到获得正确识别得分为 50% 的给声强度或信噪比，即为言语识别阈。言语识别率则是在固定信噪比下记录能够正确复述的正确率，计分时则是以关键字为单位。

　　MHINT-C 适用于 6～15 岁的儿童，在临床上主要用于评价听力障碍儿童言语理解能力及判断听力损伤的特点，评估助听设备工作性能及对言语的识别情况，评估助听设备使用儿童在噪声下言语识别能力的改善及康复效果，并可实现多语种助听设备使用者间测试结果的比较。

（二）其他言语评估

学龄期儿童可使用用于学龄前期儿童听力语言康复效果评估的言语测听（如林氏六音测试、听力损失儿童听觉语言能力评估、MAPPID-N、M-LNT、Quick SIN 等测试）进行效果评估。

第五节　成人听力语言康复效果评估

成人听力语言康复效果评估方案汇总，见表4-5-1。

表4-5-1　成人听力语言康复效果评估方案

评估方法	评估项目
听力测试	助听听阈测试
问卷调查	Nijmegen 耳蜗植入量表（NCIQ）
	日常生活助听满意度问卷（SADL）
言语测听 （根据评估目的选择）	MSTMs 测试软件
	心爱飞扬测试软件
	MSP 测试软件
	普通话版噪声下言语测听（M-HINT）
	声调识别测试材料（ToneID Test）
其他	人工耳蜗音乐评估软件（Mu.S.I.C）

一、听力学检查

成人可使用助听听阈测试进行听力评估。

二、问卷评估

（一）Nijmegen 耳蜗植入量表

1. 基本概念　2000 年 Hinderink 等研制了适用于评估成人人工耳蜗使用者效果的量表——Nijmegen 耳蜗植入量表（Nijmegen Cochlear Implant Questionnaire，NCIQ）。2010 年经信度和效度测试形成了中文版 NCIQ，为临床提供了有效的人工耳蜗术后效果评估方法。NCIQ 量表能够评价听力障碍者助听后几个与健康有关的生活质量因素，包括社会和心理领域的参数。该量表条目既反映了 WHO 关于生活质量的内涵，又体现了听力障碍者的自身特点，可以用于听力障碍者助听后的生活质量评估。

2. 问卷内容及评分标准　NCIQ 量表从生理功能、心理功能和社会功能 3 个方面对植入者进行综合评价。其中生理功能包括基本声音感知（basic sound perception）、高级声音感知（advanced sound perception）和言语能力（speech production）3 个子维度，心理功能包括自信心（self-esteem）1 个子维度，社会功能包括活动能力（activities）和社会交流（social interactions）2 个子维度。

NCIQ 包含 6 个子维度，每个子维度包含 10 个条目，共 60 个条目，每个条目有

6个备选答案,其中前55个条目的备选答案分别代表该情况或感受发生的频度,用5个等级表示:1从不,2很少,3有时,4经常,5总是;另外5个条目的备选答案分别代表了植入者的能力,采用5等级表示法:1不能,2差,3中等,4好,5很好;如果受访者觉得条目内容对其不适用时可选择第六个答案"不适用"。每个条目得分最终转化为百分制:1=0,2=25,3=50,4=75,5=100,将每个子维度中的所有条目得分之和除以完成的条目数即为该子维度的得分。将未填写或选择"不适用"的条目视为未完成的条目,若一个子维度中未完成的条目达到3个或3个以上时,则该植入者的问卷视为无效。

(二)日常生活助听满意度问卷

成人可使用SADL进行效果评估。

三、言语评估

(一)普通话言语测听材料

普通话言语测听材料(Mandarin Speech Test Materials,MSTMs)是由北京市耳鼻咽喉科研究所张华团队研发。测试材料的编制遵循国际通用言语测听材料的编制标准。

MSTMs包括单音节词表7张,每张词表50个词;双音节词表9张,每张词表50个词;句表15张,每张句表10个测试句,50个关键词;单音节小词表16张,每张20个词;双音节小词表9张,每张20个词;普通话可接受噪声级测试;普通话快速噪声下言语测听,78个语句,每个语句5个关键词。

每套测试材料中还包含一套练习表,可用于正式测试前对受试者进行解释、指导。评估项目包括言语识别阈(speech recognition threshold,SRT)和言语识别率。

MSTMs经数字化录音制作成CD光盘,并通过对测试材料与测试方法的计算机化,形成普通话言语测听智能化系统。

(二)"心爱飞扬"计算机辅助中文言语测听平台

"心爱飞扬"计算机辅助中文言语测听平台是由解放军总医院郗昕团队开发的计算机辅助的测听软件。可进行单音节识别率、扬扬格词识别率及识别阈、安静下语句识别率及识别阈、噪声下的语句识别率及识别阈等测试,包括练习表和正式测试内容。

言语识别率的测试内容包括单音节、扬扬格词表、安静下句子、噪声下句子4种类型,包括22张单音节表(每表25个音节)、5张扬扬格词表(每表40词)、12张安静条件下语句表(每表10句50个关键词)和28张嘈杂噪声下语句表(每表9句50个关键词)。

言语识别阈的测试内容包括扬扬格词表、安静下句子、噪声下句子3种类型,包括4张阶梯下降式(每播送5个词,强度就自动下降5 dB)的扬扬格词表、6张安静条件下语句表(每表20句100个关键词)和14张嘈杂噪声下语句表(每表18句100个关键词)。

(三)中文开放式言语评估系统

中文开放式言语评估系统(Mandarin Speech Perception,MSP)是由昱琳天使基金开发,该言语测听软件系统是针对人工耳蜗植入人群研发,但也适用于助听器使用者和其他听力障碍者。

该言语测听系统包括短句、双音节词、单音节词三个测试模块,可分别进行安静环境下与不同信噪比稳态噪声下的言语识别率测试以及稳态噪声下的言语识别阈测试。由专业女声播音员发声。

系统包括 5 张句表,每张 20 个句子,每句 7 个汉字;10 张双音节词表,每表 35 个双音节词;10 张单音节词表,每表 50 个字。

(四)普通话噪声下言语测听

1994 年美国 House 耳科研究所根据 Bench-Kowal-Bamfod(BKB)英语句子开发了噪声下言语测听(Hearing in Noise Test,HINT)的成人版测试句表。2005 年,首都医科大学附属北京同仁医院、北京市耳鼻咽喉科研究所刘莎团队与香港大学、美国 House 耳科研究所合作,根据 HINT 的编制方法,编写了普通话版噪声下言语测听(Mandarin Hearing in Noise Test,M-HINT)材料。

M-HINT 测试材料由 12 张测试表组成,每张 20 个短句,每句有 10 个字。短句材料均选用日常用语。通过调整短句在噪声下的给声强度达到每个短句难度均等,最后得到每张 20 句音素平衡的句表。耳机下测试包含 4 个模块,分别为安静、噪声方位来自前方、左侧耳及右侧耳四种聆听环境。测试时句表的顺序随机给出。短句评分方法可按单字或词组分割的方法进行。噪声固定在 65 dB(A),通过调整言语声强度来改变信噪比。每句表测试后计算给声强度(噪声下为信噪比)均值为最终的短句接受阈(reception threshold for sentences,RTS)。RTS 定义为短句重复正确率为 50% 时的信噪比。句表间测试的可比性和同一句表重复测试的可靠性均较高,表明使用任一句表均能得到一致的结果。

M-HINT 主要针对普通话人群设计,并进行了母语普通话成年人 M-HINT 正常值的标准化,为临床评估康复效果提供了一种有效方法,是目前临床工作中较为常用的噪声下语句测试材料之一。经过临床研究结果表明,母语非普通话受试者与母语普通话受试者在安静和噪声环境下语句接受阈存在差异。因此,在临床言语评估中对于使用母语非普通话的受试者,言语识别能力评估标准需要考虑这一情况。

(五)声调测试

汉语不同于其他语言的最显著特征为汉语是一种声调语言,声调信息在汉语言识别中起着非常重要的作用,不仅可区分语意,同时还承担着构型、分界、抗干扰、修辞等重要语言功能;当声调识别能力出现障碍时,词语识别也随之受到影响,进而影响聆听者对语言语意的整体理解能力。因此,需要建立一套标准的普通话声调测试系统。

2010 年,首都医科大学附属北京同仁医院、北京市耳鼻咽喉科研究所刘博团队与奥地利因斯布鲁克大学合作,编写了汉语普通话声调识别测试材料(Tone Identification Test,ToneID Test)。该测试材料选取日常生活中常用且四个声调均有对应意义的词,由专业播音员朗读,经数字化录音及后期声学处理,形成含 288 个词(72 个音节 × 4 个声调)的男、女声资料库各一套;噪声选用与播音员长时平均会话语谱（LTASS）特性一致的言语噪声，测试时由 Speech Performance 软件控制，自动生成含 80 个测试词（20 个音节×4 个声调）且四个声调出现概率相同的测试词表，并可根据测试需要选择男声或者女声材料，进行安静或噪声环境下的测试，用于评估成人助听设备使用者的汉语声调识别能力。

四、人工耳蜗音乐评估软件

音乐感知能力主要通过主观问卷和音乐评估材料等方法进行评价。其中，音乐测试材料主要用于客观评估受试者对音乐基本构成元素的辨别能力。人工耳蜗音乐评估软件（Musical Sounds In Cochlear Implant，Mu.S.I.C）用于评估人工耳蜗植入者的音乐感知能力，它是由 Fitzgerald 等开发的一套较全面的音乐感知能力测试系统。该系统包含 6 个客观测试和 2 个主观测试。客观测试包括音调辨别、节奏辨别、旋律辨别、和弦辨别、乐器识别和乐器数辨别测试，主观测试包括不和谐音感知测试和情绪感知测试。

（陈雪清 孔 颖 孟 超 郭倩倩）

扫一扫，测一测

第五章 耳鸣康复

本章目标
---

1. 掌握耳鸣综合疗法、认知行为疗法和习服疗法。
2. 熟悉耳鸣和耳鸣患者的定义、分类,耳鸣病史采集、检查和评估。
3. 了解耳鸣康复的发展过程。

第一节　耳鸣康复概述

耳鸣(tinnitus)是一种常见的临床症状,引起耳鸣的原因众多,治疗方法也不少,但完全消除耳鸣的疗法却很少。既往耳鸣的诊疗以消除耳鸣为诊疗目标,但由于耳鸣机制之谜至今仍未能完全解开,故如将消除耳鸣作为诊疗目标时必将增加耳鸣患者的心理和经济负担,造成大众认知出现耳鸣"没法治、治不了、治不好"的错误观念和消极情绪。20世纪初耳鸣的诊疗逐渐转向以适应耳鸣为临床治疗目标的综合疗法,通过它帮助耳鸣患者尽早回归正常生活和工作。

耳鸣康复属于慢病管理的理念是随着我国大康复医学的发展而在近些年逐渐形成的,是目前有耳鸣专科的医院常用的方法,以适应耳鸣为第一目标。该方法的主要适应证是主观特发性慢性耳鸣,采用包括耳鸣交流解惑、声治疗和对症治疗等多种措施相结合的综合疗法,耳鸣患者需要一定时间才能恢复正常认知。其中对症治疗属于有处方权的医生治疗模式,并以接受与耳鸣和平共处,最终达到适应耳鸣回归正常生活和工作为首要任务的康复目标。

第二节　耳鸣的分类、病史采集和检查评估

耳鸣(tinnitus)指患者在周围环境无声刺激或电刺激情况下,耳内或颅内出现声音的主观感觉,伴有或不伴有听力下降、头痛、头晕、耳闷、听觉过敏等,可继发情绪障碍、焦虑等症状。

一、耳鸣的分类

耳鸣根据发病机制不同,分为主观性耳鸣、客观性耳鸣,干预目标也存在较大差异(图5-2-1)。

1. 主观性耳鸣　主观性耳鸣(subjective tinnitus)指患者自我感觉到耳内或颅

内有声音的主观感觉。其发病机制不清、病因复杂。其干预原则是针对其复杂多变的病因而提出耳鸣综合治疗方案。

2. 客观性耳鸣 客观性耳鸣(objective tinnitus)指患者自我感觉耳内或颅内客观存在声源的声音,同时亦可被他人听见。近年在基础研究和临床研究中都有新进展,客观性耳鸣多数能找到病因,并可针对其病因开展有效的治疗。

近年来还提出体觉性耳鸣的概念。

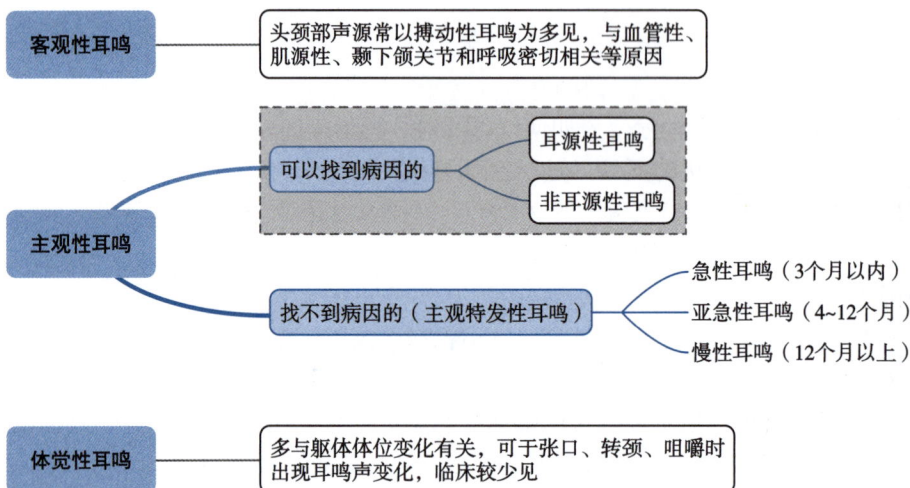

图 5-2-1 耳鸣按发病机制分类示意图

此外,还有一些其他的分类方法,例如按耳鸣耐受程度分类、按耳鸣原发性与继发性分类、按耳鸣病因分类、按耳鸣部位分类、按耳鸣病程及持续时间分类等。

【知识链接】

体觉性耳鸣

体觉性耳鸣指通过从体觉系统、躯体运动系统和视觉运动系统输入的信号产生的耳鸣,耳鸣的心理声学特性能够被不同的刺激(如头颈部和四肢肌肉的强力收缩、眼球水平或垂直方向的运动、肌筋膜触发点的压力、颞下颌关节或翼外肌受压等)出现暂时性改变,这种暂时性改变被称为耳鸣的调制。由于体觉性耳鸣不属于耳鸣临床常见病因,在此仅作知识性介绍。

1. 发病机制 非听觉通路在诱发或调制耳鸣方面的作用明显,机制尚不明了。

2. 康复措施 体觉性耳鸣可随紧张、痉挛的肌肉得到缓解而减轻或消失。因为耳鸣对患者的精神状况影响较大,使患者感到烦躁不安,出现睡眠障碍,对快速转头、张口、咬牙等特定动作有较大的心理压力。因此放松紧张的肌肉、缓解肌肉痉挛对缓解体觉性耳鸣有效。灭活触痛点、推拿正骨、针灸、经皮电神经刺激等有一定的临床治疗效果。

二、耳鸣的病史采集

耳鸣的病因与耳部疾病有一定的关系,所以耳鸣的病史采集、评估在耳鸣诊疗中十分重要。

规范的耳鸣病史采集中问诊流程十分重要。门诊耳鸣患者组成比较复杂，有新发耳鸣患者，也有逐渐加重的慢性耳鸣患者，还有病情反复发作者，但无论是原发性还是继发性耳鸣，都需要冷静认真接诊、耐心倾听、规范问诊，从复杂的现象中鉴别出真正病因的线索以避免漏诊，所以临床耳鸣门诊需要有规范的耳鸣患者接诊和问诊流程格外重要。

1. 耳鸣主症状的问诊　您耳鸣多久了？有没有明确的诱因（即出现耳鸣时的主客观情况）？单耳还是双耳？单耳耳鸣是左耳，还是右耳？耳鸣声是什么样的？有几种声音？是持续的还是间断的？一般环境声能够掩盖住耳鸣吗？是否治疗过？所用治疗药物？治疗效果如何？以及对耳鸣治疗的要求？

2. 耳鸣伴随症状的问诊　是否有耳鸣相关的头晕、头痛？有听力下降吗？耳鸣跟听力下降是哪个先出现的？有耳闷吗？生活中听日常环境声有不适感吗？

3. 耳鸣继发症状的问诊　耳鸣使您心烦吗？夜间影响睡眠吗（如影响，是入睡障碍？醒后难以入睡？还是全程睡眠障碍）？耳鸣会影响您的注意力吗？

4. 耳鸣共病情况的问诊　是否有鼻部通气障碍（对可疑 OSA 患者）、胃食管反流疾病、咽喉部不适、更年期综合征等，这些疾病亦不能被忽略。

5. 其他问诊　转动头部、扭曲颈部或者张口时耳鸣是否会改变？

通过上述项目的问诊，基本可以在 10min 内完成基本病情的采集及常见相关疾病鉴别诊断，为指导进一步检查项目的选择提供依据。

三、耳鸣检查的规范流程

耳鸣检查主要为专科体格检查、量表评估、听力学检查、耳鸣检查、咽鼓管功能检查、响度不适阈检查、CT 和 MRI 检查等。通过对检查结果分析，基本可以明确耳鸣的可能病因及病情严重程度等，制订个性化治疗方案。下述 1～3 项检查是耳鸣患者常用的检查方法。4～6 项检查需根据患者情况选择性进行。

1. 专科检查　一般检查及相关内镜检查（如耳内镜检查、鼻咽喉镜检查等），如伴有与脉搏同频的搏动性耳鸣，要对耳周、乳突、颈部及颞部的听诊，其次要观察压颈试验时搏动性耳鸣有无减轻或消失。

2. 听力学检查　纯音听阈测试、声导抗测试、畸变产物耳声发射、听性脑干反应测试等。如有听觉过敏，需进行响度不适阈检查。相关内容详见本套教材中《耳鼻咽喉疾病概要》的相应部分。

3. 耳鸣检查　耳鸣匹配检查，包括音调匹配、音高匹配、掩蔽级、残余抑制试验等。

4. 咽鼓管功能检查　如有耳闷症状需行咽鼓管功能检查。

5. CT 和 MRI 检查　单侧耳鸣经过一段时间治疗疗效不明确时需检查内耳道 CT 或 MRI 排除听瘤或颅内占位性病变。

四、常用耳鸣评估量表

由于耳鸣是一种主观感觉，因此迄今依然欠缺直接的客观评估工具。目前临床多采用各种量表,既可以用于治疗干预前评估严重程度,也可以用于耳鸣康复过程中的效果评估。临床常用耳鸣评估量表有些是由国内开发,有些是由国外引进的常用评估量表,现介绍以下四种。

1. 视觉模拟量表评估 视觉模拟量表(Visual Analogue Scale,VAS)临床常用,可用于很多主观感觉程度的评分(如疼痛轻重、声音大小等),该方法简单易行。在用于耳鸣评估时,可以反映耳鸣响度或烦恼程度等。其方法是在纸上画一条横线,一端数值为 0,表示无耳鸣;另一端为 10,表示难以忍受的耳鸣,中间数值代表不同程度的耳鸣。患者根据自我感觉对耳鸣的严重程度进行自我评分。VAS对 8 岁以上、能够正确表达自己感受的患者都可使用。使用前应向患者进行解释和说明,取得患者的充分理解。临床上可用于对耳鸣严重程度及疗效进行相对客观的评估。

2. 耳鸣评价量表 耳鸣评价量表(Tinnitus Evaluation Questionnaire,TEQ)是由我国学者提出的耳鸣评估方案。设计理念结合了目前流行的总体印象评分法、问卷量表法、耳鸣程度分级法等各种评估的优点。TEQ 有 6 个问题,可反映耳鸣的严重程度、情绪改变、睡眠问题等内容,具有简洁、实用、准确等特点。TEQ 将衡量耳鸣严重程度值得关注的指标——耳鸣本身(响度、持续时间),耳鸣所产生的直接影响(影响睡眠、情绪、注意力)及患者自己对耳鸣程度的总体印象纳入评估。此量表可操作性强、易于掌握,符合耳鸣临床诊疗的实际情况,尤其方便在治疗过程和随访中使用。量表详见附录 2。

该量表对患者耳鸣的评价较实用(所有问题基于医师对耳鸣的认知,而非患者的抱怨,可以真实反映耳鸣的严重程度)、全面(既重视了耳鸣本身的特点,也重视了耳鸣产生的不良影响,能全面反映耳鸣严重程度)、相对可靠(通过医患交流后由医务人员进行评分,避免了由患者填写所产生的负面问题,反复多次评估能保持良好的稳定性)、简洁(耗时少,适用于门诊和随访)。

3. 耳鸣残疾评估量表 耳鸣残疾评估量表(Tinnitus Handicap Inventory,THI)是世界上使用最广泛的耳鸣严重程度综合评估量表。完整的 THI 量表包含 25 个问题,内容涉及功能、严重程度和情感 3 个方面。对于量表的每一项,患者选择"是""有时"或"否"时,分别计 4 分、2 分和 0 分,总分在 0 到 100 之间,分值越高反映耳鸣总体越严重。根据 THI 评分还可将耳鸣分为轻微、轻度、中度、重度、极重度 5 个等级。THI 的主要优点是问题选项较少、易于理解并科学合理,因此被临床广泛应用。THI 具有良好的信度、效度,目前在国内外临床上普遍认可其作为评价耳鸣严重程度的标准。量表详见附录 3。

4. 抑郁自评量表/焦虑自评量表 抑郁自评量表(Self-Rating Depression Scale,SDS)/焦虑自评量表(Self-Rating Anxiety Scale,SAS)共 20 个项目,主要评定抑郁、焦虑相关症状出现的频率、焦虑及抑郁状态的程度。其标准分为四级:无或偶尔、有时、经常、总是,分别赋值 1~4 分。总分越高表明抑郁、焦虑越严重。

不论使用国外量表还是国内量表,在患者治疗前、中、后评估时都需要认真重新填写。TEQ 量表相对简便,患者初诊及以后的每次复诊均可进行评估,以实时了解患者耳鸣严重程度及治疗效果。THI 内涵较为全面,但所涉问题较多,不适于国内耳鸣门诊患者较多时的快速评估,在应用中受到一定限制。因此应根据目的是临床还是研究来选用量表。

第三节 耳 鸣 康 复

耳鸣康复需采用耳鸣综合疗法(tinnitus combined management),其是将适应耳鸣作为第一目标,配合对症治疗提供的各种方法来缩短适应耳鸣的时间,通过综合疗法的实施可以使者真正了解自己耳鸣可能的病因、加重因素、治疗方法和治疗周期的长短,实现将耳鸣转变成中性刺激而逐渐被忽略,减轻或消除耳鸣带来的各种不良反应,达到适应耳鸣,避免出现焦虑、抑郁的目的。

一、耳鸣综合疗法

(一)基本策略

1. 由于引起耳鸣的原因复杂、机制不明,可能涉及人体多个系统和/或临床多种疾病,因此寻找病因并采取对因治疗应始终放在治疗原则的首位。

2. 对于病因不明确的、病因明确但久治不愈的/治疗后仍遗留急、慢性且严重耳鸣的患者,应该采取综合疗法积极处理。

3. 对于伴有听觉耐受下降的耳鸣患者,首先治疗听觉耐受下降。由于其发生机制不清,尚无药物可选,目前多利用声音治疗进行"脱敏"治疗,疗效明显,可靠。

4. 对于伴有中重度及以上听力损失的严重耳鸣患者,建议选配助听器或人工耳蜗植入,二者对改善重度听力损失伴耳鸣患者的症状有较好的效果。

上述康复流程主要适用于特发性慢性耳鸣,同样也可用于客观性耳鸣,目的是促使患者尽快接受并适应耳鸣,避免加重。

【知识链接】
听觉耐受下降

听觉耐受下降表现为对声音的容忍度降低,或指对声音的敏感性增强,其可以独立存在也可以是许多疾病的一个症状。听觉耐受下降包括听觉过敏、厌声症、恐声症。它们之间虽然有一定相关性,但不能互相替代。响度不适阈测试(loudness discomfort level test, LDL)可作为协助诊断的一个测试。听觉过敏调查问卷可以帮助评估严重程度。

1. 发病机制 听觉耐受下降的发病机制不清。常见病因与突发耳鸣、压力、噪声暴露与之有关,常见诱因为颅脑外伤、偏头痛、贝尔面瘫、梅尼埃病,少见诱因为威康综合征、莱姆病等。

2. 康复措施 对耳鸣伴有听觉耐受下降的患者治疗原则是:①积极寻找病因,针对原发病治疗;②目前还没有药物可以治疗听觉过敏,仅针对部分因听觉过敏诱发的躯体症状用抗焦虑药物治疗;③声音脱敏是目前治疗的主要方法,使患者逐渐恢复正常的听觉耐受功能。

（二）步骤

首先，若能发现耳鸣的原因或者可能的诱因，可对因治疗，如外周听觉系统疾病、胃食管反流、雌激素水平下降、偏头痛及鼻部疾病等。其次，如果没有发现诱因或无法彻底消除耳鸣时，在排除可能的各种危险因素后，要最大程度地帮助患者解除由耳鸣引起的负面影响，消除患者对耳鸣的担心、害怕和恐惧，使患者尽快适应耳鸣。耳鸣综合疗法包括耳鸣咨询、声治疗、对症治疗三大部分。

1. 耳鸣咨询　耳鸣患者会面对很多难解的问题，包括严重的精神痛苦，睡眠障碍，注意力集中困难和人格、职业、社会生活的破坏。咨询是耳鸣干预中最重要的治疗方法之一，是应用精神健康、心理学或人类发展的理论和原则等，通过认知、情感、行为或系统性的介入方式，（对患者）提出并强调个人价值、个人成长、事业发展以及心理疾病的方方面面。

（1）为什么要咨询？人们总是对未知的和不了解的事物产生恐惧感，对耳鸣亦是如此。因为患者不了解耳鸣是怎么回事，担心耳鸣会带来严重的后果，从而会产生对耳鸣莫名的恐惧感，这种恐惧感反过来又给患者增加了耳鸣带来的不良心理反应。因此，在考虑耳鸣的生理影响的同时，要考虑影响耳鸣的心理因素以及对患者造成的痛苦的程度。对耳鸣患者的咨询交流首当其冲的就是要帮助患者了解耳鸣，让患者清楚地了解耳鸣的来龙去脉，告知耳鸣可能会有的后果，从而达到消除患者对耳鸣恐惧的目的。

（2）哪些患者需要接受咨询？对耳鸣患者进行咨询交流时，一般得清楚地将耳鸣患者划分为两组：耳鸣伴有显著痛苦或障碍组和不伴有显著痛苦或障碍组。尽管耳鸣是一种感觉体验，但是个体对耳鸣的反应具有多样性，涉及感知、注意力和情绪处理，在某些因耳鸣而引起痛苦的人群中，其所感受到的精神痛苦的性质和程度存在相当大的差异性，因此，为了确定引起和维持耳鸣不良心理反应的因素，必须仔细评价这些耳鸣患者所体会到的负面影响。所以，深受耳鸣负面影响的患者是需要咨询的重点。

（3）谁来提供咨询帮助？耳鸣的心理咨询交流迫切需要接受过专业培训的耳鸣专科医师、有治疗耳鸣经验的心理咨询师等，但是国内还没有形成听力师队伍，目前以耳科医生为诊疗主体，该队伍绝大多数均未接受过心理咨询师的正规学习和培训。由于耳鸣的慢性化以及使人痛苦的性质，咨询交流需要比其他耳科疾病或听力问题患者投入更多精力和时间，需要掌握更多的知识，所以建议耳鸣医师需与患者建立良好的关系才能做好此项工作。作为临床医师、听力师或其他耳鸣专家，通过提高自身对耳鸣的认知，才可以提供专业性很强的耳鸣咨询交流，并且表现出对耳鸣患者提出各种问题的理解和耐心的解答。

从根本上说，耳鸣康复的目的是降低该病对患者生活的负面影响，咨询可以帮助个体理解耳鸣，降低耳鸣痛苦的发生和严重程度。通过耳鸣咨询了解耳鸣的可能病因，让患者能够正确理解和对待耳鸣。由于耳鸣与心理因素密切相关，每个耳鸣患者都可能存在心理问题，有时候心理问题的严重程度可以超过耳鸣本身，所以在临床上应该帮助耳鸣患者了解什么是耳鸣以及耳鸣对生活、工作和心理产生影响的原因，指导耳鸣患者要与耳鸣和平共处、接受耳鸣并酌情使用抗焦虑抑郁类药物。而对伴有严重心理障碍达到焦虑症、抑郁症程度的耳鸣患者应该及时转到心理科或精神科诊疗。

2. 声治疗　耳鸣的声治疗(sound therapy)是运用特定的声刺激材料及给声方式来减轻患者对耳鸣的感知,继而降低耳鸣带来的主观不适的治疗方法,达到对耳鸣适应的目的。通过声音作用于听觉系统,来调节听觉系统、自主神经系统功能的状态;同时有利于缓解患者的不良情绪、睡眠等方面的问题。声治疗包括掩蔽疗法(主要是指不全掩蔽)、音乐疗法、听觉识别疗法、脱敏治疗、动态耳鸣缓解系统等,目前临床以不全掩蔽(习服疗法的模式)为主。

(1)掩蔽疗法(mask therapy):是采用特定音调和强度的外界声(通常是白噪声)作为掩蔽音,以达到抑制或缓解耳鸣症状的方法。1961年Beed将用一个声音遮盖另一个声音的方法,称为"掩蔽"并命名为声疗法。

1)原理:用与耳鸣相匹配的额外声刺激遮盖耳鸣;对于听力损失导致听觉系统传入刺激减少,可用弥补的声音刺激,达到降低毛细胞异常自发活动,恢复部分传出神经兴奋性的目的;进而直接抑制听觉中枢出现的异常神经元放电活动,兴奋皮层和皮层下的意识及潜意识,从而直接或间接地抑制自主神经系统活动,以缓解耳鸣及其带来的负面情绪。其掩蔽效果可分为主动性减轻和被动性减轻,前者指在给声期间耳鸣被抑制,后者指掩蔽结束后耳鸣持续被抑制,也即后抑制效应。

2)掩蔽治疗要遵循个体化原则:在掩蔽治疗前要获得患者纯音听阈及耳鸣匹配频率和响度,测试最小掩蔽级,并绘制掩蔽曲线;同时应测试后抑制效应。耳鸣掩蔽曲线与掩蔽治疗效果有直接关系,个体化方案可以提高掩蔽的成功率和疗效。

制订掩蔽治疗方案前应确定患者耳鸣性质,存在多种耳鸣音调时,可选择耳鸣主音调,有效的掩蔽声信号频率应包含耳鸣主音调。根据Feldmann的掩蔽曲线分型,宽带噪声对重叠型曲线的耳鸣效果较好,对会聚型的无效;高频窄带噪声对会聚型有效;任何掩蔽声对分离型和抵抗型几乎无效。

3)不全掩蔽疗法:是耳鸣习服疗法中的重要组成部分。不全掩蔽是指给声强度应接近或低于耳鸣声,其目的是让患者更容易实现对耳鸣的适应。近年来国内外声治疗的刺激声多选择宽带低频声,如白噪声或自然界的声音而不用纯音或窄带噪声。

不全掩蔽疗法声治疗分为被动治疗和主动治疗。主动治疗是指患者在安静环境下聆听有声材料,如耳鸣掩蔽器、音乐光盘、收音机、磁带等聆听自然界的声音(如鸟鸣、风声、流水声、下雨声、海浪声等),也可以为音乐声等以协助达到对耳鸣适应和习惯的目的,主动治疗有助于对耳鸣的适应。被动治疗是指耳鸣患者应避免安静环境,适当增加环境的背景声有助于减弱患者神经中枢对耳鸣声音的关注,从而减弱对它的感知。

比较而言,完全掩蔽疗法在短时间内能取得明显效果,但疗效一般不持久,甚至部分患者由于更不适应耳鸣而变得依赖掩蔽声,长期治疗效果不佳。不全掩蔽的耳鸣习服疗法远期疗效虽然优于掩蔽疗法,但大脑中枢重塑需要一个过程,习服某种声音不是朝夕之事，必须通过数月至数年的训练才能达到较好效果。

（2）音乐疗法（music therapy）：长时间单一声音刺激可能让患者产生厌烦情绪，而音乐较容易被大多数患者接受，尤其是在声治疗初期，患者容易接受并坚持。音乐治疗有利于缓解耳鸣患者的不良心理反应，切断耳鸣与不良情绪之间的不良循环链，达到与耳鸣和平共处，帮助患者尽早适应耳鸣。可以选择的音乐疗法包括以下几种。

1）耳鸣神经音乐疗法（neuro-music tinnitus therapy，NTT）：由听力学咨询和加有个性化宽频声音（根据患者听力下降情况修改声谱）的舒缓类音乐组成。该方法有助于提高患者对治疗的顺应性并且对耳鸣信号的病理刺激逐渐脱敏。该方法基本遵循将传统的声掩蔽法和耳鸣习服治疗法合二为一的理论，有助于恢复听觉系统的正常活跃度。

2）中医五音疗法：是在传统中医的理论指导下，根据五音 - 五脏相关原理，运用角、徵、宫、商、羽 5 种不同音调的音乐来调治疾病的方法。它是在中医五行理论指导下的、结合脏腑辨证而确定的个性化的声音，能与五脏相应进而调整情绪、调节五脏功能。它同时也是一种诊断方法，通过耳鸣患者发出声音的变化可以推测脏腑功能，判断机体的功能状态后再匹配不同音调的音乐进行聆听来达到治疗的目的。

3）个体化音乐疗法（tailor-made notched music therapy）：采用的是耳鸣患者所选取的自己喜欢的音乐，并在后期对其进行特殊的声学信号处理（如处理或修改耳鸣频率）。其目的是选择患者喜欢的音乐可以强烈地吸引其注意力，同时激活大脑的奖励系统，这一过程主导了大脑皮层重组中扮演重要作用的多巴胺加快释放。另外，通过对声音的处理减少了对特定皮层区域的刺激，甚至使相关神经元数量发生改变；通过周围神经元的侧抑制来减少不良神经元的兴奋，为逆转与耳鸣发生和持续相关的大脑听皮层不良重组提供"驱动力"。但是该方法的有效性仍需证实。

声治疗结果就是耳鸣患者虽仍有耳鸣存在的体验但是不被其烦扰。通过声治疗才能将耳鸣引起不良症状的条件反射弧逐渐消除。此过程大约需要 3～6 个月，需要患者的良好配合才能达到目的。

声治疗需要两个层面的保障。一是避免安静，即在有声环境中生活、工作。其目的在于弱化耳鸣对大脑皮层的刺激，因为正常声音暴露对于保持听觉神经系统内的正常增益是必需的。如果没有接收足够的声音输入，导致增益增加从而参与耳鸣的发生，过度声音保护对耳鸣患者可能是有害的，该信息需要在公众和职业健康教育中充分强调，暴露于自然环境下的背景声应该作为完整生活的一个部分。二是佩戴耳机，聆听医师提供的声音其中包括定制音乐（最好由患者自选而更加体现人性化），而且聆听时的声音的音量不能超过耳鸣声，通过此种训练重塑中枢皮层达到切断耳鸣与不良心理反应之间的"恶性循环"。

3. 对症治疗　对症治疗是针对症状采用药物及非药物以外的众多干预手段，目的是协助减轻及消除因耳鸣诱发伴发的躯体症状。

（1）药物治疗：明确用药目的才能合理用药。对于大多数就诊的耳鸣患者来说，治疗的目标是解决耳鸣伴发症状、继发症状所带来的相关痛苦，哪怕某种药物仅能解决小部分问题，但患者主观上却能感受到明显的疗效。要结合患者具体情况,个性化地选择,包括血管扩张药、改善微循环药物、营养神经药物、抗心律失常药、抗惊厥药、抗焦虑药、抗抑郁药以及中药治疗等。

(2)重复经颅磁刺激(repeated transcranial magnetic stimulate,rTMS):是利用时变磁场作用于大脑皮层产生感应电流改变皮层神经细胞的动作电位,从而影响脑内代谢和神经电活动的生物刺激技术。rTMS治疗耳鸣是基于慢性耳鸣与听觉中枢过度自发性电活动的相关性,但疗效还不稳定,需要进一步研究。

(3)针刺治疗:针灸治疗耳鸣的方式多样,如毫针、穴位注射、电针、温针、体针、腹针、耳穴贴压、激光经络穴位、双极多点脉冲治疗、按摩治疗等形式。

(4)鼓岬电刺激:通过电刺激来调制耳蜗内、外毛细胞及听神经的异常自发放电或改变听神经的功能状态,从而使内耳和听觉中枢功能改善。由于鼓岬电刺激为有创治疗,且只能短暂改变耳鸣状况,目前临床已经少用。

二、耳鸣的认知行为治疗

认知行为治疗(cognitive-behavioral therapy,CBT)是目前应对耳鸣的重要心理治疗策略之一。耳鸣认知行为治疗是借助心理学治疗中的认知行为的理论和治疗模式,应用耳鸣产生的神经心理学模式,针对伴有顽固性耳鸣患者提供的一种有效的治疗方法。认知行为治疗主要是通过纠正患者对耳鸣不合理的认知,从而指导患者纠正不恰当的行为减轻耳鸣对其的影响。CBT在临床应用通常需要有心理医师执业证许可的专科医生执行。

(一)治疗目的

认知行为治疗旨在通过对耳鸣认知重构和行为修正,改变耳鸣患者不合理的认知观念,从而在情感上和行为上减少耳鸣对人们的影响。认知行为治疗主要包括心理教育、放松训练、注意控制技术、图像训练和暴露于困难情境,概括起来即认知重组疗法、应对技巧疗法和问题解决疗法这三种治疗模式。

1. 认知重组疗法 其目的在于让患者清楚地认识到他们的认知和思维的不合理性,并帮助患者用合理的认知取代不合理的认知,用合乎逻辑的思维取代不合乎逻辑的思维。

2. 应对技巧疗法 其目的在于帮助耳鸣患者有效地处理各种各样的应激性事件。

3. 问题解决疗法 其结合以上两种治疗方法,强调较大范围处理问题的一般性策略与方法,同时,还强调了在治疗过程中治疗师与患者积极合作关系的重要意义。

研究显示,即使没有减轻耳鸣响度,认知行为治疗也能够改善耳鸣患者生活质量和降低治疗后抑郁分数。在大型随机临床试验中,涉及咨询和认知行为治疗和耳鸣再训练治疗的多学科分步护理方法显示与常规治疗相比,耳鸣严重性、耳鸣损伤和健康相关的生活质量有显著的益处。

(二)治疗步骤

耳鸣认知行为治疗主要分为五个步骤:①治疗前期准备工作,病史采集、测试、诊断、评估和咨询等耳鸣的诊治流程;②了解患者的心理行为问题及目前处理状态;③了解患者的期望值及制定治疗工作目标表;④寻找解决问题的手段和策略,即以上三种治疗模式;⑤定期评估和调整,即让患者充分体会到治疗效果以及增强其继续治疗的信心。

(三)注意事项

耳鸣认知行为疗法要注意以下几个方面的内容:①耳鸣患者困惑的问题;②治疗过程中的目标清晰,结果可评估、可预测、可把握;③鼓励患者脱离负性情绪认知状态;④在整个治疗过程中,医师和患者必须建立充分的信任和良好的沟通,使治疗能够顺利进行。

三、耳鸣习服疗法

耳鸣习服疗法(tinnitus retraining therapy,TRT)是以听力师为主的耳鸣治疗方法,也称耳鸣再训练治疗。通过沟通交流使患者对耳鸣信号有所认识、对神经刺激性质再分类,并通过声治疗减弱对耳鸣信号的感知强度,达到适应耳鸣的目的。此方法在临床通常由听力师执行。

1. TRT 的原理和耳鸣神经生理模型 通过对神经系统重新训练或再编码,降低中枢神经的兴奋性,增加中枢抑制,切断耳鸣与不良情绪之间的恶性循环,促进对耳鸣的适应。

20 世纪 80 年代的研究揭示了耳鸣的发生机制不局限于听觉系统的参与,大脑的其他系统也参与了耳鸣发生,主要有两个系统参与了耳鸣的发生、维持和发展,即边缘系统和自主神经系统。美国生理学家 Jastreboff 提出了耳鸣神经生理学模型(图 5-3-1),并据此理论在临床开展耳鸣习服疗法推广和应用。

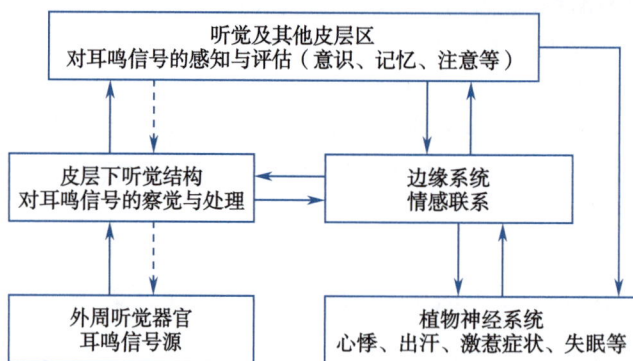

图 5-3-1 耳鸣神经生理学模型

(1)边缘系统主要与情绪行为反应、记忆和内脏功能调节有关。其所表现的情绪性活动,在维持个体生存和种族延续上是重要的,而这些情绪反应与内脏活动不可分割,并且涉及记忆能力。边缘系统的皮层部可能是完成这些功能的中间联络区。在控制行为模式上它在大脑皮质和边缘系统皮层下结构之间起到信息联络作用。

(2)自主神经系统的功能在于通过一系列的内脏反射活动(如呼吸反射、心血管反射、吞咽反射、呕吐反射等)管理和调整人体的重要生命活动(如呼吸、循环、消化、体温调节和代谢等)。自主神经系统的活动是在中枢和皮层下中枢的调节下进行的,自主神经中枢往往具有紧张性活动,能持续发放冲动,对其所支配的器官有长期而直接的影响。

耳鸣的神经生理模型认为在临床症状明显的耳鸣患者中听觉系统占次要地位,而边缘系统和自主神经系统的异常活动起着主导作用。从耳鸣的角度出发,边缘系统参与包括动机、情绪、行为、内分泌以及自主神经系统等机体的各个方面。边缘系统活跃过度意味着情绪波动大、潜在的激素水平变化大以及随之而来的表现,而且通过刺激自主神经系统,可以影响整个机体的功能。因此,这些患者受耳鸣困扰的严重程度取决于听觉、边缘系统、自主神经系统相互作用的程度,这也是导致耳鸣维持和进行性加重的病理生理学基础。

2. TRT 的临床应用 咨询是实现 TRT 治疗的最重要环节,咨询的重点是解除耳鸣的神秘性,要非常详细地向患者解释耳鸣的产生机制以及对生活的影响。咨询时,要有足够的时间,耐心地解答患者的所有问题,直到患者对习服治疗理念有充分理解。

要让患者了解耳鸣的产生机制并了解如何达到适应。包括两方面内容:一方面耳鸣可能与听觉系统不相关的其他损伤或者功能紊乱有关。耳鸣与刺激了大脑的情绪和自主神经中枢有关;同时耳鸣患者可以通过大脑的学习达到对耳鸣的反应适应或者感知适应,从而减轻耳鸣症状。另一方面是以神经科学为基础,向患者解释为什么避免处于过于安静的环境非常重要,为什么要有一定的背景声音,为什么紧张会加重耳鸣等一系列让患者存疑的问题。

通过交流解释,逐步消除因耳鸣产生的负面影响,只有当患者对耳鸣不再有负面体验时,才有可能适应耳鸣。一旦患者的大脑皮层对耳鸣信号的感知和评估结果是中性的,而不是负面的,则不需要特别的帮助就可以自然适应耳鸣。解除耳鸣的神秘性可以减轻大脑皮层对边缘系统和自主神经系统的刺激,这些系统活动的减弱将不再对大脑皮层和皮层下中枢产生刺激,恶性循环将向相反方向发展,也就是对耳鸣的感知越来越弱,情绪行为反应越来越弱,从而达到适应。

(李 明)

扫一扫,测一测

第六章 前庭康复

本章目标

1. 掌握临床常用的前庭康复方法。
2. 熟悉前庭康复效果量表评估。
3. 了解周围性和中枢性前庭功能损伤后的代偿机制。

前庭康复（vestibular rehabilitation）指通过一系列训练，刺激前庭功能障碍患者的半规管和耳石器，帮助其缓解眩晕症状。前庭损伤后，只要患者的眩晕症状有所缓解，就可以考虑尽早开始康复。康复时，通过个性化适应性训练，遵循"少量多次"的原则，从仰卧位开始，逐步增加练习的难度和速度，最后过渡到睁眼和闭眼时行走正常。康复训练的项目除了生理训练，还要有心理训练，以缓解前庭障碍给患者带来的焦虑。

一般来说，单、双侧周围性前庭功能障碍，良性阵发性位置性眩晕（benign paroxysmal positional vertigo，BPPV），前庭神经炎，迷路激惹等周围性前庭功能障碍的康复效果要优于中枢性前庭功能障碍。此外，头部外伤、药物中毒、心理性眩晕的患者也都适合进行前庭康复。

第一节　前庭代偿机制

前庭功能损伤常会导致眩晕、恶心、呕吐、眼震、站立不稳等不适，但经过一段时间，有些症状可以逐渐缓解，前庭功能受损后这一自然恢复的过程被称为"前庭代偿（vestibular compensation）"。

前庭代偿分为静态代偿（static compensation）和动态代偿（dynamic compensation）。静态代偿几乎在损伤后立刻开始，其作用是在头部静止时缓解症状。动态代偿稍晚发生，其作用是减少前庭系统损伤的长期副反应。相较而言，动态代偿过程更为复杂，且不能完全消除某些患者的临床症状。

一、前庭代偿机制相关学说

前庭代偿机制有以下四种学说。

1. 前庭适应　前庭适应（vestibular adaptation）指前庭 - 眼反射（vestibulo-ocular reflex，VOR）系统对刺激做出改变，在中枢神经系统的参与下进行连续调整，以获得最佳反应的过程。为完成这一过程，常需要重复接触某种条件或刺激。

2. 感觉替代 感觉替代(sensory substitution)指在前庭康复过程中，患者通过训练，学会利用从视觉、本体觉、健侧迷路传来的信号，替代患侧前庭觉的损失，从而达到康复的目的。例如，采用预测性扫视、平稳跟踪系统进行双侧前庭功能损伤的代偿；通过增加平稳跟踪增益，或者产生扫视，来减轻在头部快速运动时产生的视物模糊。

3. 紧张再平衡 紧张再平衡(tonic rebalance)是指由于双侧周围前庭系统对接的非对称性输入持续存在，在前庭核水平发生的神经活动均衡化反应。

4. 习服 习服(habituation)是指神经对一种有害刺激所产生的反应永久性衰减的现象。重复刺激会加快习服的产生。在前庭系统中，这种反应一般是由头部或视觉运动产生的某种眩晕感觉。

二、前庭代偿过程

在前庭代偿过程，头部转动使前庭毛细胞的神经元活性发生改变，通过前庭神经的初级传入神经元，传递到前庭核(次级前庭神经元)，再到眼动中枢，如动眼神经核和脊髓。小脑则持续监控前庭核神经元活性的改变，如果次级神经元活性的改变与前庭系统的预期目标不能匹配，就通过前庭代偿机制，改变次级神经元活性，例如减少或增加增益、改变时程，以及改变其他神经元活性等，从而修正初级神经元的传入信息，再将其传到眼动中枢，控制眼动和姿势。可见，小脑功能正常对于前庭代偿十分重要(图6-1-1)。

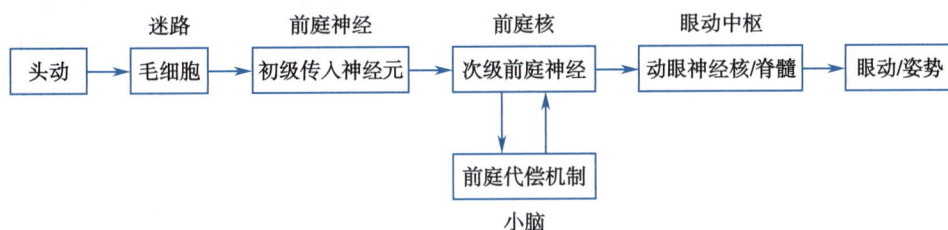

图 6-1-1 前庭代偿过程示意图

(一)单侧周围性前庭损伤

1. 外半规管损伤 急性单侧前庭损伤时，患者症状常有一定规律可循：开始几天最为严重，几周后有所缓解，而几个月后则可能只有轻微症状存在。

下面以急性右侧外半规管(或其传出神经通路)损伤为例，简单介绍前庭代偿机制。

右侧迷路损伤刚开始时，同侧前庭核神经元活性迅速降低，这个传入信息类似于头部向左转动的信息，所以被中枢误判为"头部在向左转动"，从而产生快相向左的自发性眼震(图6-1-2)。自发性眼震的强度大小与损伤程度直接相关。

但是，前庭损伤与头部转动所致的神经元活性不对称改变终究是有区别的：正常头部转动时的神经元活性改变是短暂的，而前庭损伤所致的活性不对称改变是长期存在的。因此，中枢将持续存在的信号传入信息不对称理解为"前庭-眼反射通路功能异常"，从而触发前庭代偿。

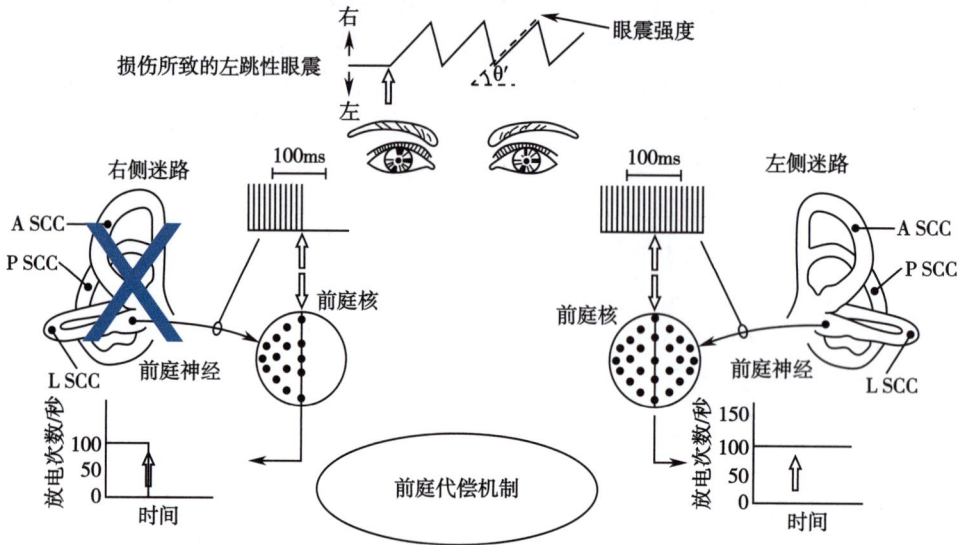

图 6-1-2 右侧前庭损伤使同侧前庭核神经元活性迅速降低

代偿过程分为以下 4 个步骤，其中步骤 1～3 为静态代偿，步骤 4 为动态代偿。人类的静态代偿通常是自发产生的。

（1）步骤 1——健侧前庭核神经元兴奋性降低——小脑"钳制"（clamping）：右侧前庭神经元活性消失后数小时，左侧神经元活性也被抑制，其目的是减轻双侧神经元活性的不对称性，缓解症状。值得注意的是，钳制虽然能够缓解患者静态时的失衡症状，但是由于健侧神经元活性被限制，其感知头部运动的功能和 VOR 功能亦受影响，所以不能缓解患者动态时的症状（图 6-1-3）。

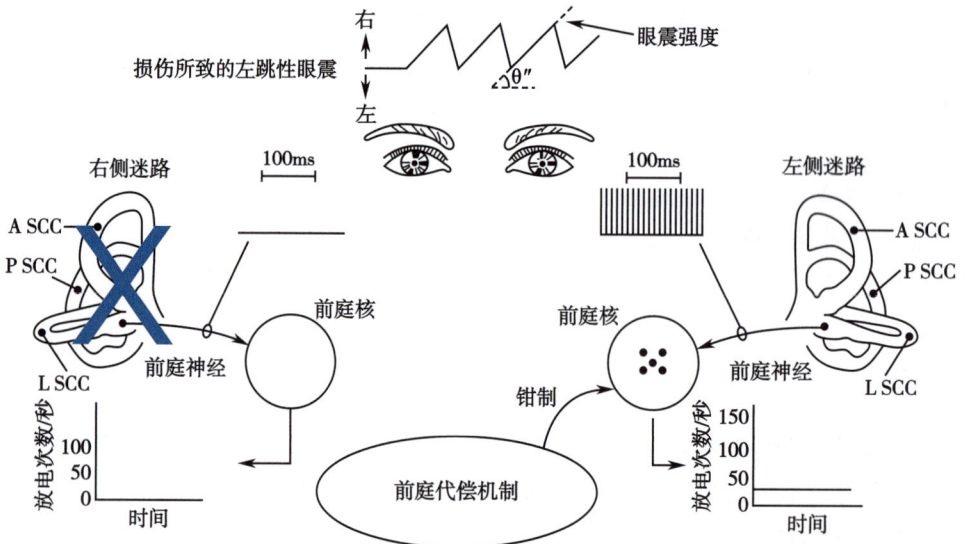

图 6-1-3 前庭代偿步骤 1

左侧（健侧）前庭核神经元活性被"钳制"。

（2）步骤 2——患侧前庭核神经元活性开始恢复，同时健侧"钳制"作用减弱：钳制后不久，健侧前庭核通过联合纤维，使患侧前庭核神经元的活性增加，同时健侧神经元所受的"钳制"程度也随之减弱（图 6-1-4）。此阶段，双侧神经元活性的不对称仍然存在，但是程度较损伤刚开始时大为减轻。同时，钳制程度减弱也使健侧神经元的活性趋于正常。所以，在本阶段，虽然患者还有静态和动态失代偿相关症状，但都大为减轻。

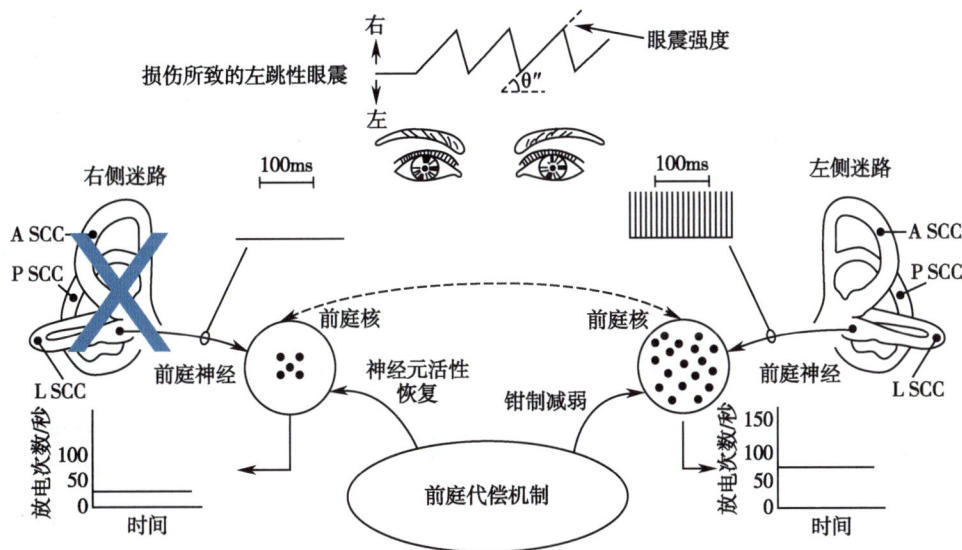

图 6-1-4　前庭代偿步骤 2
右侧前庭神经元活性恢复，左侧"钳制"减弱。

（3）步骤 3——静态代偿阶段完成：患侧前庭核神经元活性持续增加，直至恢复到损伤前水平。与此同时，小脑对健侧的"钳制"作用逐渐降低，直至完全消失（图 6-1-5）。至此，患者达到静态代偿，双侧神经元的不对称性消失，只要患者不转动头部，就不会产生眩晕症状。

静态代偿是周围前庭功能恢复的里程碑，有以下特性：①人类的静态代偿是自发产生的，但是头眼配合训练可以加速静态代偿过程；②理论上，静态代偿时双侧神经元活性完全对称，且患者无自发性眼震，但实际上当不对称性降低到一定阈值水平以下时，就不会被大脑察觉，临床常表现为 SPV 低于 4°/s 的自发性眼震；③无论损伤是突发性的还是进行性的，静态代偿都会自发产生；④当前庭病变相对稳定时，静态代偿机制发挥的作用最大。

（4）步骤 4——动态代偿：经过前庭静态代偿持续作用，前庭通路重新调整，达到一个新的平衡点，这一过程称为动态代偿（图 6-1-6）。

静态代偿完成以后，患者只要头部不动，就不会有明显的眩晕症状，但是一旦有头动，患者就会感到视物模糊、视力下降。这是由于靶点不能准确地成像于视网膜黄斑，称为视网膜滑脱，是动态代偿的起因——损伤后中枢所能够感知的双侧不对称程度比实际程度要小，因此头动速度也比实际需要的低，导致眼动速度也变低，最终造成物体不能准确成像于视网膜黄斑。

117

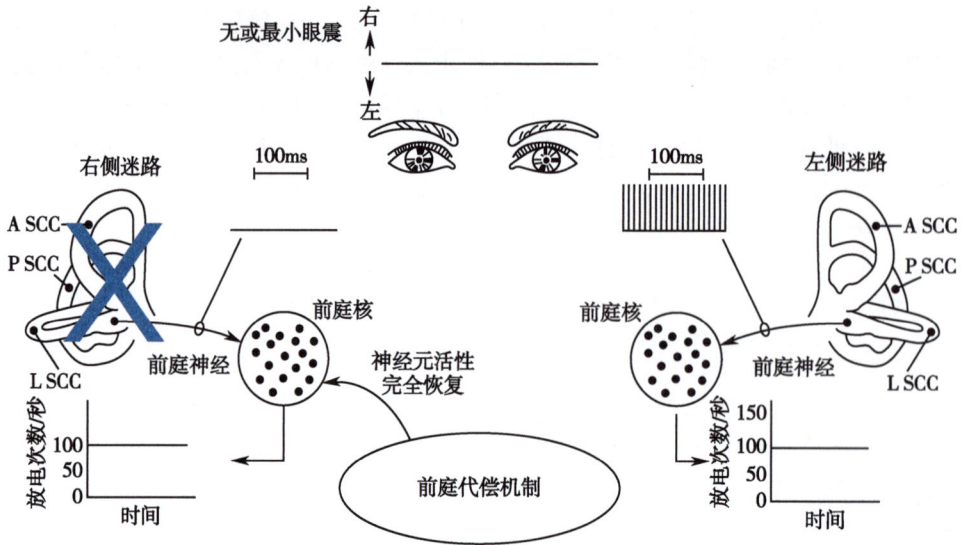

图 6-1-5　前庭代偿步骤 3

右侧神经元活性完全恢复，左侧"钳制"取消，患者无眼震。

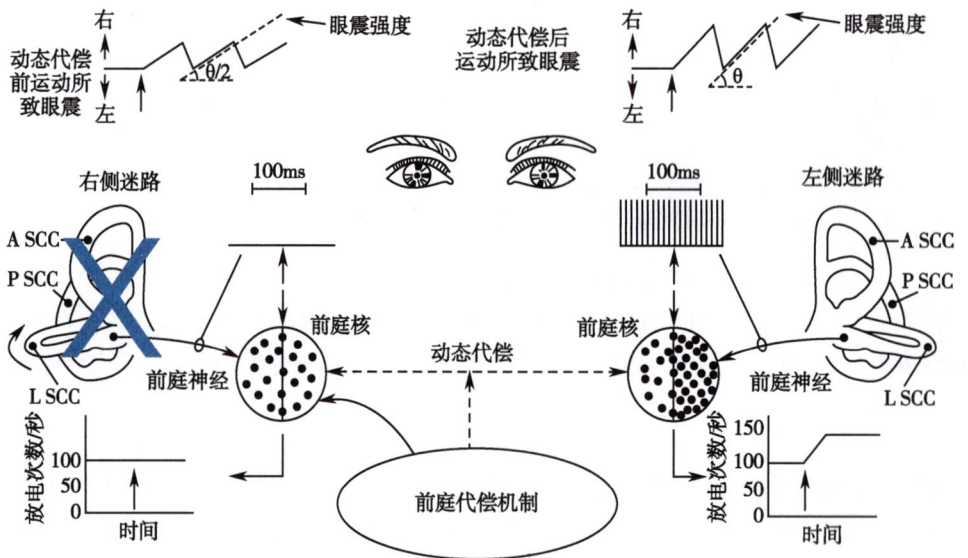

图 6-1-6　前庭代偿步骤 4——动态代偿

动态代偿机制较为复杂，还可能涉及其他系统，例如通过眼动系统的扫视替代 VOR 功能。但是，无论最终是通过前庭适应还是前庭替代达到代偿目标，都可以通过前庭康复训练提高动态代偿水平。

2. 后半规管　后半规管损伤除了和外半规管有相似的代偿过程以外，还有以下特点：①自发性眼震有垂直和扭转的成分；②静态代偿过程较快；③健侧姿势控制系统参与代偿。

（二）双侧周围性前庭损伤

双侧周围性前庭功能完全丧失时，其代偿机制和单侧损伤不同：由于没有双侧神经元的不对称性输入，所以不会出现静态症状；由于没有前庭输入，也不会启动动态代偿。此时，机体代偿的方式是依靠其他感觉运动机制来替代其损伤的前庭功能。但这种代偿往往是不完全的，可能与不同感觉机制感知频率不同有关。例如，颈部感受器虽然也可以通过颈-眼反射（cervico-ocular reflex，COR）提供头动信息，但是其能感知的头动频率是低于前庭系统感知频率的。

先天性前庭功能丧失患者却仍可有平衡功能，提示这些患者可以通过其他的平衡策略来替代前庭系统。但是，大多数后天性双侧前庭功能丧失的患者，常常无法通过代偿达到先天性前庭功能丧失患者的平衡水平。

如果患者有残存的前庭功能与前庭替代相结合，代偿效果会更好，可以使前庭功能恢复到中等水平。

当双侧前庭功能损伤的程度不同时，就出现类似于单侧前庭功能损伤的静态代偿和动态代偿过程，但是由于上述种种原因，其代偿效果往往不理想。

（三）中枢性前庭损伤

中枢性前庭功能损伤的代偿效果不如周围性前庭功能损伤，其原因主要是：首先，目前尚不清楚究竟何种类型的活动方式可以促进患者的康复；其次，中枢损伤患者的损伤类型不一，这也会导致其代偿效果不一。

如由于血管因素和头部外伤所致的中枢性前庭损伤，病变会累及患者的前庭中枢和周围前庭通路；某些内耳微循环障碍会导致突发性聋和前庭功能丧失，在这种情况下，对周围性前庭损伤的代偿过程如前所述。但是由于合并了中枢损伤，代偿的效果常不佳，前庭功能可能最终也无法完全恢复到损伤前水平。动物实验显示小脑绒球是前庭代偿的关键部位，因此推测小脑绒球本身或者邻近部位损伤，会对前庭代偿产生不利影响。

（四）前庭代偿机制对前庭康复的启示

1. 目前，大多数前庭康复和训练都集中在改善单侧周围性前庭损伤。如前所述，虽然大多数患者伤后可以自发启动静态代偿，但是物理治疗和训练可以加快其前庭功能的恢复。

2. 对头眼配合进行重点训练，可以有效增强动态代偿。这些训练在设计训练项目时，要注意包括不同头动速度和不同运动平面。此外，还需要包括视觉、本体感觉和其他感觉运动机制。详见本章第二节"前庭康复训练"相关内容。

3. 双侧前庭功能损伤时也可以采用同样的训练方法，尽管患者前庭功能不一定能恢复到正常水平，但可以通过增强前庭替代达到康复目的。

第二节　前庭康复方法

一、前庭功能评估

康复前，通常需要从以下两个方面进行前庭功能评估。

（一）病史询问

病史是前庭评估的首要因素。收集病史时，要从患者处获得足够的信息支持诊断，需要注意提问技巧，临床医生会设计一些表格使提问标准化。

病史采集时还要特别注意患者既往是否患有偏头痛。偏头痛常合并眩晕、头昏、空间感和运动障碍，提示其可能是眩晕的发病因素之一。

病史采集时还要注意患者病程中是否有过跌倒，如果有，要明确其跌倒的原因、周围环境、是否受伤等详细信息，因为前庭功能障碍患者比其他人更容易跌倒，但要注意与老年人退行性失衡相鉴别。

（二）体格检查

1. 一般情况　身体的一般情况有时会影响康复效果，如极度虚弱会影响人的运动能力；当患者颈部和足部有足够的活动范围时，才能进行姿势控制；如果远侧感觉退化，人会频频跌倒等。

2. 眼动检查　眼动检查主要包括：①第Ⅲ对、第Ⅳ对、第Ⅵ对脑神经功能评估；②自发性眼震的评估；③凝视性眼震、平稳跟踪、扫视功能检查；④辐辏（vergence）反射检查（要求患者注视逐渐向其鼻尖部靠近的手指）。

3. Dix-Hallpike 试验和滚转试验　Dix-Hallpike 试验和滚转试验均为 BPPV 的特异性诊断试验，注意操作中避免颈部过度拉伸和扭转，以免干扰检查结果。如果观察到眼震，还要分别观察在睁眼和闭眼时眼震有无改变，以及进行固视抑制（fixation suppression）试验。

（1）Dix-Hallpike 试验（Dix-Hallpike test）：该试验用于测试是否存在后半规管型 BPPV。以右侧仰卧位 Dix-Hallpike 试验为例，检查者双手扶持受试者头部，水平向右偏转 45°（图 6-2-1A），然后迅速平卧（图 6-2-1B），头呈悬垂位，下垂约与水平面呈 30°（图 6-2-1C），观察有无诱发出旋转性眼震，再恢复到坐位。每次变位应在 3s 内完成，每次变位后观察眼震和眩晕 20s 以上。注意有无诱发出 BPPV 特征性的旋转性眼震，如果有眼震，应保持该体位持续观察，直至眼震消失，再变换至下一体位进行测试（图 6-2-1）。

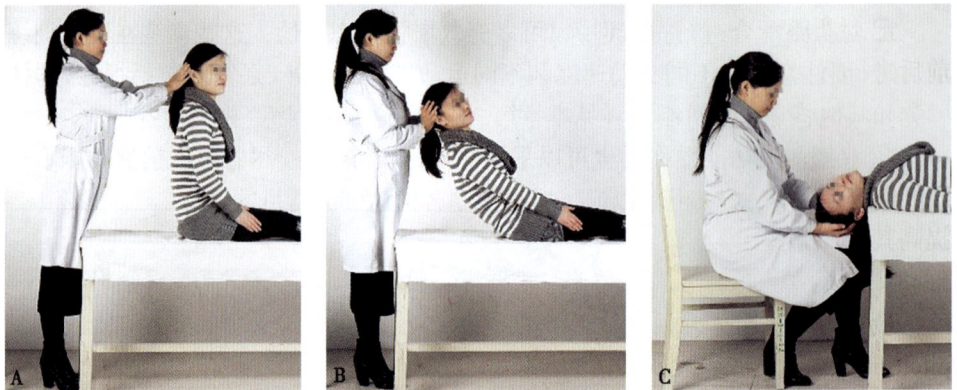

图 6-2-1　右侧仰卧位 Dix-Hallpike 试验：A→B→C

A. 受试者在检查床上取坐位，检查者双手扶持受试者头部，水平向右偏转 45°；B. 受试者在检查者的帮助下迅速躺下；C. 使受试者头部处于悬垂位（与水平面成 30° 角），观察有无诱发出旋转性眼震。

（2）滚转试验（roll test）：用于测试是否存在外半规管型 BPPV。主要操作步骤如图 6-2-2 所示。

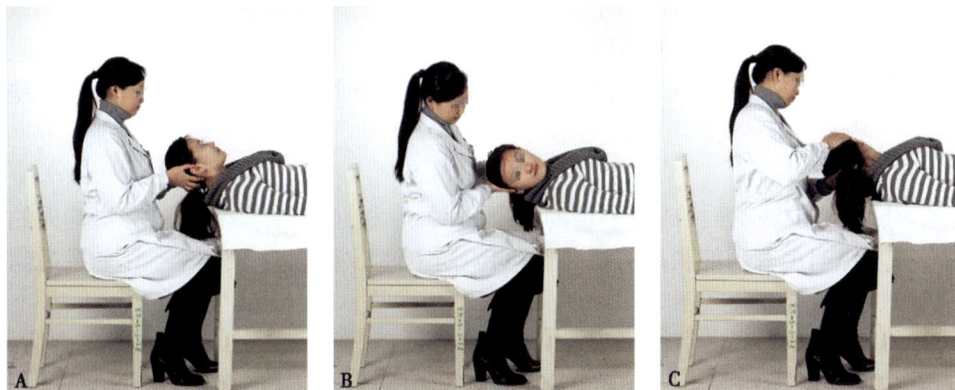

图 6-2-2　滚转试验：A→B→A→C

A. 患者取仰卧位，头前倾 30°，有些检查室也采用全仰卧位；B. 头向右侧快速转动，保持头位 1min，观察是否有眼震和眩晕；眼震停止后，缓慢恢复头正中位（A）；C. 头向左侧快速转动，保持头位 1min，观察是否有眼震和眩晕。

4. 甩头试验（head-shaking test）　受试者佩戴护目镜，头部向左、右 20°～30° 方向迅速来回甩动 20 次，停止后，检查是否诱发出眼震，正常情况下不会诱发出眼震。

5. 头脉冲试验（head impulse test）　头脉冲试验用来评估半规管功能。患者头部迅速移动，或者偏向中间位，或者偏离中间位 10°～20°，测试时要求受试者盯住前方的目标。如果眼球不能保持注视目标，发现 1 个以上的补偿性扫视，怀疑为周围前庭功能损伤。

6. 动态视敏度（dynamic visual acuity）　先用视力表测得静态视敏度，然后让受试者头部左右摇晃，频率为 2Hz，同时要求其读视力表，下降 2 行以上，提示前庭障碍。前庭康复训练能够提高患者的动态视敏度。

记录上述所有测试的数据，同时还要记录平衡和步态的相关数据，康复训练前后进行对比。

二、前庭康复训练

前庭康复训练是指根据病情，为前庭功能障碍患者制订个性化的训练方案，提高其前庭觉、本体感觉和视觉功能，改善平衡能力，缓解症状。

（一）前庭觉训练

最常用的前庭康复训练是要求受试者始终盯住靶点，上下点头（仰俯角平面，pitch plane）或左右摇头（偏航角平面，yaw plane）。测试者可以通过变换背景、加快头动速度、改变受试者姿势等测试条件，逐步提高训练难度。

患者完成前庭觉训练后，可以进行难度更高的 VOR 训练：嘱患者盯住一臂之外的靶点，头和靶点反向转动，整个过程中双眼始终盯住目标。此练习对受试者配合度要求较高。

（二）本体感觉训练

训练分坐位和站位，训练目标是重新提高患者本体感觉在平衡输入中的比例，替代其损伤的前庭觉，从而达到维持姿势的目的。重力偏移更依赖于睁、闭眼状态下分别站立时脚部的感觉输入。患者闭眼坐位，脚下滚球，增加脚趾的力量。还可以让患者在坐位和站立时两脚来回踢球。训练时可采用振动背心和振动鞋垫等装置增强本体感觉。

（三）视觉训练

将平坦的支撑面换成不平坦的，或采用蹦床和泡沫垫等物品，让患者睁眼站立，在其已有前庭功能受损的情况下，再阻断本体感觉输入，使其必须依赖视觉信息输入来保持平衡。

（四）BPPV 手法复位

根据受累的半规管不同，BPPV 复位方式也不相同：①后/前半规管受累，采用 Epley 手法复位法或 Semont 手法复位法，还可以根据具体情况，考虑是否有必要教会患者做 Brandt-Daroff 习服训练，让其在家自行练习，每日数次，直到连续两天无眩晕发作；②外半规管受累采用改良式 CRP（360°翻滚法）复位，根据复位的具体情况决定是否合并 Brandt-Daroff 习服训练。总结见表 6-2-1。

表 6-2-1　BPPV 复位方式的选择

受累半规管	管结石症	嵴帽结石症
后半规管	Epley 手法复位法 Semont 手法复位法 Brandt-Daroff 习服训练	Epley 手法复位法（可合并使用振动器） Semont 手法复位法 Brandt-Daroff 习服训练
前半规管	Epley 手法复位法 Semont 手法复位法（转头） Brandt-Daroff 习服训练	Epley 手法复位法（可合并使用振动器） Semont 手法复位法（转头） Brandt-Daroff 习服训练
外半规管	改良 Epley 手法复位法 Brandt-Daroff 习服训练	改良 Epley 手法复位法（可合并使用振动器） Brandt-Daroff 习服训练

1. Epley 手法复位法（canalith repositioning procedures，CRP）　图 6-2-3 所示为右侧 Epley 法的操作步骤（A→E），每一个体位变换后，都要仔细观察受试者有无诱发出旋转性眼震，如果诱发出眼震需耐心等待眼震消失后再测试下一个体位。

在耳石复位过程中，如果眼震方向反转，可能系耳石向错误的方向移动所致，应立即停止当时的操作，重新开始耳石复位。反复的眼震方向翻转，提示耳石复位效果不好。在耳石复位过程中，症状严重，眼震持续存在，提示耳石卡在半规管中，必要时考虑使用振动器，可以将振动器置于同侧乳突部位，帮助耳石脱离。振动器还常用于嵴帽结石症的复位。耳石复位完成后，如果需要复查 Dix-Hallpike 试验，考虑到其疲劳性，复查应安排在一周后进行。双侧 BPPV 时，选择反应强烈侧进行复位，如有必要，间隔两周安排对侧的复位。复位后，只需避免剧烈头部运动即可，无须其他特别处理。

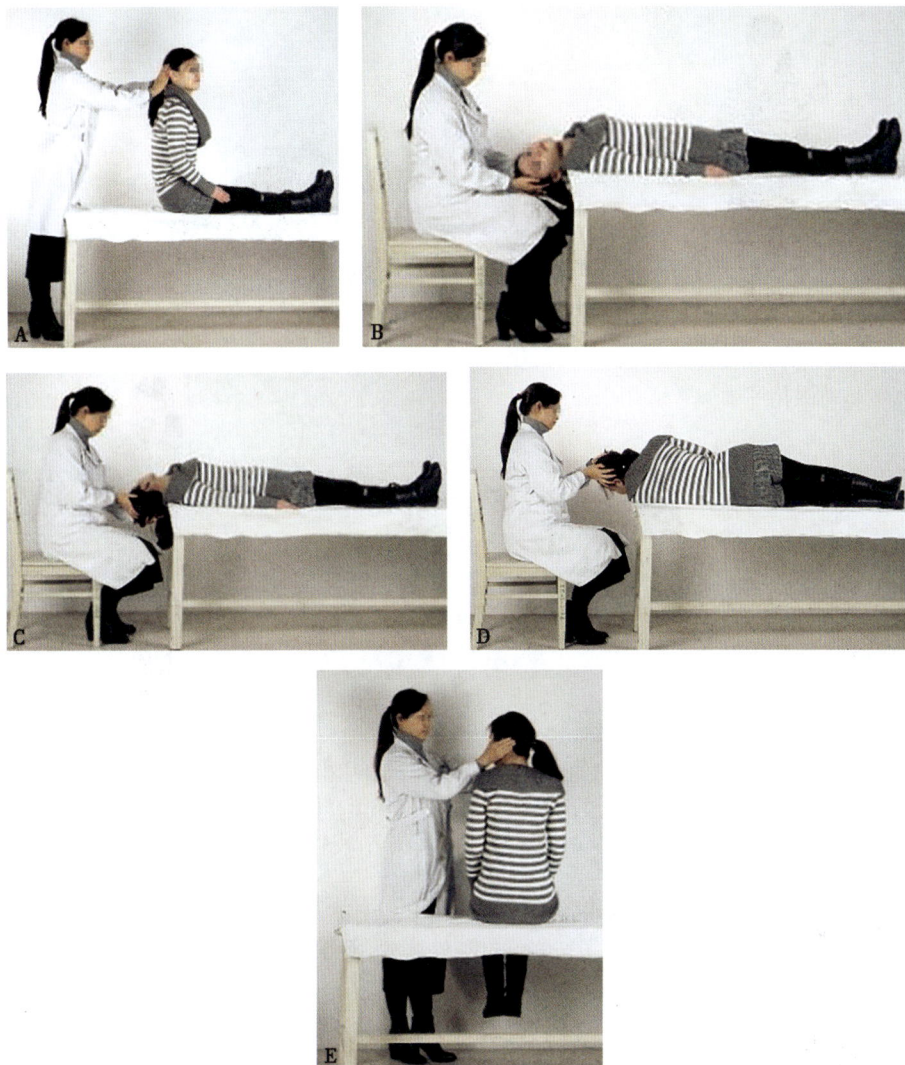

图 6-2-3　Epley 法应用于右侧后半规管型 BPPV

A. 受试者在检查床上取坐位,检查者双手扶持受试者头部,水平向右偏转 45°；B. 受试者在检查者的帮助下迅速取仰卧位,使受试者头呈悬垂位(与水平面约成 30°角)；C. 头部向左侧转动 90°；D. 身体向右侧转动 90°,注意保持头部与躯干角度不变,观察是否有继发性眼震；E. 眼震平息后,回到坐位,头部与躯干角度不变,保持 60s 以上。

一般一次复位的成功率超过 90%,所以最多两次复位即可,每次间隔 20min 以上,避免疲劳性。复位成功后,因为耳石会对半规管内壁造成损伤,所以部分患者仍会有站立不稳的症状,但没有视物旋转,对症治疗一段时间后症状会缓解。

2. Semont 手法复位法(liberatory maneuver)　图 6-2-4 为右后半规管型 BPPV 的 Semont 手法复位法操作步骤。

整个过程中,注意始终保持头部和躯干所成角度不发生改变。Semont 手法复位法动作幅度较大(近 180°),一般只用于 Epley 手法复位法不成功的患者。

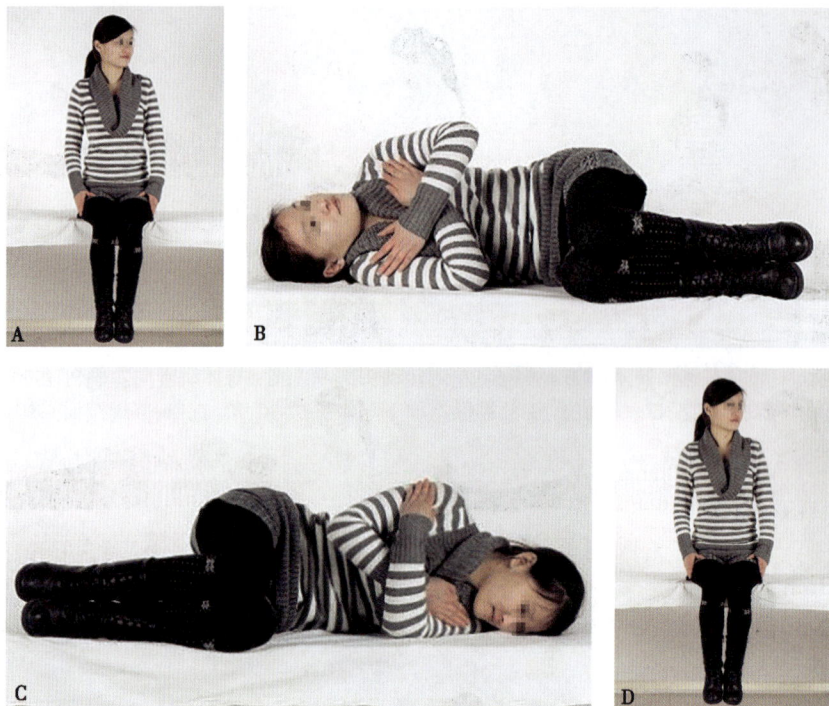

图 6-2-4　Semont 手法复位法应用于右后半规管型 BPPV

A. 受试者坐于床沿,头向左侧偏转 45°;B. 受试者由坐位迅速向右侧卧,保持头部偏转不动;C. 保持头和躯干关系不变,使头颈和躯干在同一直线上,迅速向左侧卧;D. 观察反应,平息 60s 以上,回复到坐位(头保持左偏 45° 不动)。

3. 外半规管型 BPPV 复位——改良 Epley 手法复位法　图 6-2-5 所示为改良 Epley 手法复位法(360° 翻滚法)进行右侧外半规管型 BPPV 手法复位的操作。

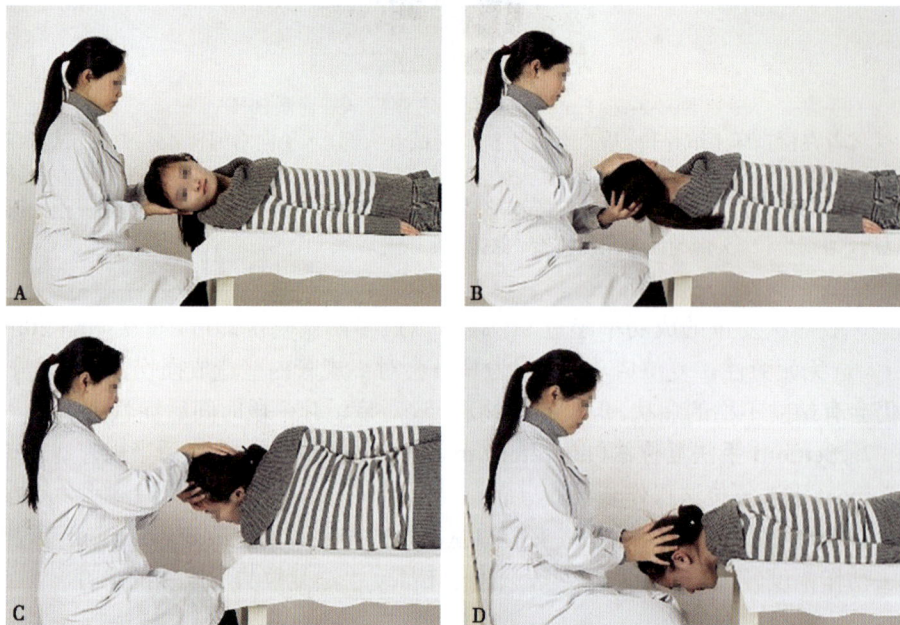

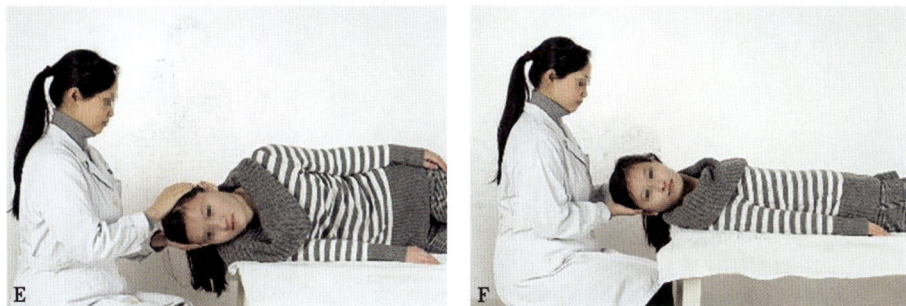

图 6-2-5 改良 Epley 手法复位法（360°翻滚法）：右侧外半规管型 BPPV 手法复位

A. 平躺，头部向右侧偏转 45°；B. 缓慢向左侧转动头部 90°；C. 身体缓慢向左侧转动 90°，头部和躯干角度保持不变；D. 俯卧位，头部需保持向下与水平成 30°角；E. 头部继续向左转动 90°；F. 身体继续向左转动 90°，头部保持不动。

（五）Brandt-Daroff 习服训练

Brandt-Daroff 习服训练一般作为手法复位不成功时的补充方法，具体操作如图 6-2-6 所示。每天练习 2～3 组，每组要求完成一个完整的操作过程 5～10 次，10 天为一个疗程。如果出现麻木、复视等神经系统症状，立即停止训练。对于外半规管型 BPPV，Brandt-Daroff 习服训练要注意在其外半规管平面进行方能有效。

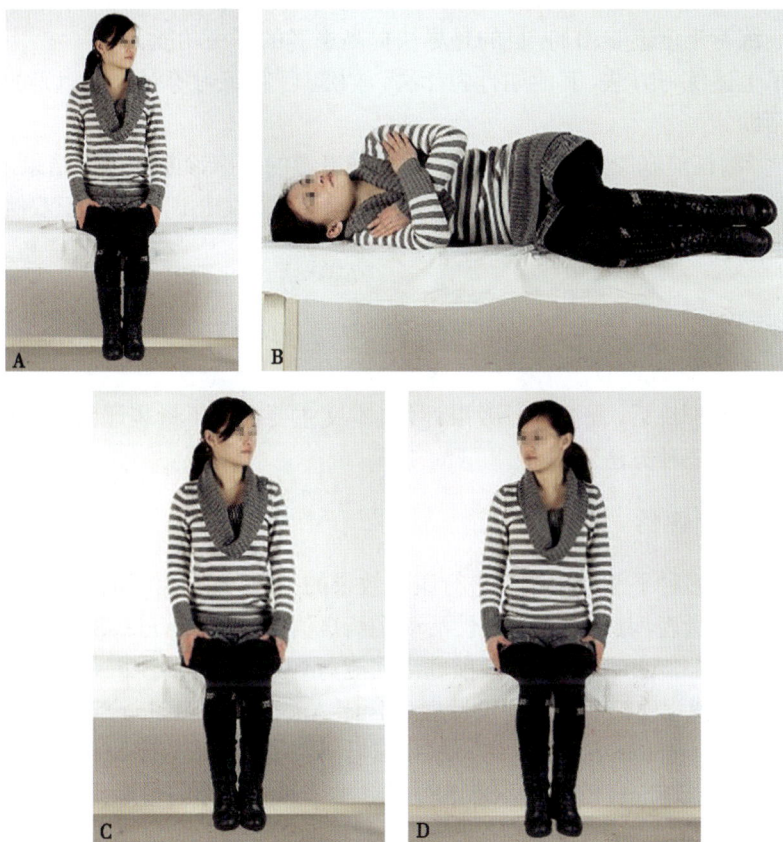

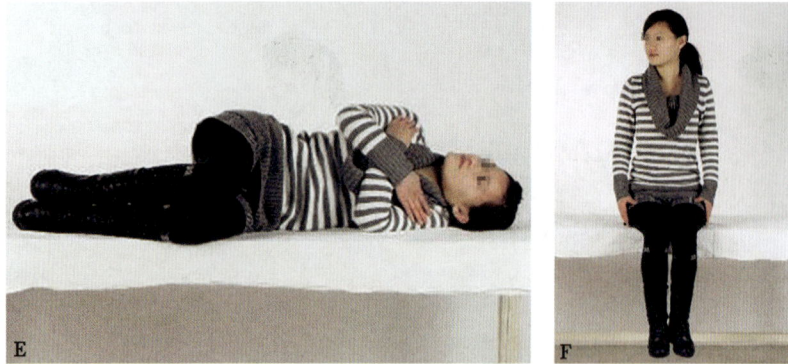

图 6-2-6　Brandt-Daroff 习服训练（以右侧为例）

A. 受试者取坐位，头向健侧偏转 45°；B. 躯体向患侧倾倒，保持头部和躯干所成角度不变，停留在该位置 30～60s 或等症状完全平息；C. 回复到坐位，停留 30s 左右；D. 然后将头部向患侧转动 90°；E. 再向健侧倾倒；F. 再次回复到坐位，保持头部不变。

（六）其他训练方法

近年来，还有应用虚拟现实（virtual reality，VR）技术，模拟各种杂乱场景，用于脑外伤和周围前庭障碍失代偿的康复治疗。

鼓励患者进行低强度的力量训练。虽然大多数情况下，患者站立和行走时难以保持平衡，但是医生还是要鼓励他们尽可能地站着进行力量训练，这对康复很有帮助。练习难度逐步增加，目的是尽快提高患者的平衡功能。

除了上述练习方法，其他如行为疗法、放松 / 呼吸练习等对前庭障碍的康复也有一定帮助。

总之，制订前庭康复训练计划时，要根据患者的临床诊断和检查结果，因人而异。例如，如果患者在检查中显示无 VOR，则不考虑 VOR 训练。对于双侧前庭功能障碍的患者，建议进行感觉替代训练。

第三节　前庭康复效果评估及应用

前庭康复训练后，需要进行效果评估，本文主要介绍了量表评估、平衡站立测试和步态评估三种方法。

一、量表评估

临床采用多种平衡评价量表进行康复效果的主观评估，常见有眩晕障碍量表、生活质量评估量表，其他还有特异性活动平衡自信量表（Activities-Specific Balance Confidence Scale，ABC）、日常生活前庭活动能力（vestibular activities of daily living，VADL）测定、视觉模拟和语言评价量表（Visual And Verbal Analog Scale）、眩晕症状量表（Vertigo Symptom Scale，VSS）、医疗结局研究量表简表（the Medical Outcomes Survey: 36-Items Short Form，MOS-SF）等。本节重点介绍眩晕障碍量表和生活质量评估量表。

（一）眩晕障碍量表

眩晕障碍量表（Dizziness Handicap Inventory，DHI）常用于眩晕门诊，DHI 主要从生理（physical，P）、功能（function，F）、情感（emotion，E）三个方面对患者的生活质量进行评估，已经被翻译成多国语言，中文版见附录 4。这项工具有助于向医生提供患者因为眩晕所致活动能力受限方面的信息，用于判断患者干预后症状是否改善。

1. DHI 计分方法　测试时，患者逐项单选是、否或者有时。回答为是得 4 分；否得 0 分；有时得 2 分。总得分为 0～100 分，其中：0～30 分为轻度障碍；31～60 分为中度障碍；61～100 分严重障碍；得分越高，功能障碍越严重。治疗前后 DHI 评分下降 18 分以上，为康复显效。

2. 临床应用　DHI 临床常用于：①评估前庭损伤患者的改变；②协助诊断 BPPV，特别是那些 Dix-Hallpike（-），但测试时主诉有眩晕感的患者；③进行老年性失衡跌倒风险的判断。

（二）生活质量评估量表

生活质量评估量表（健康调查简表）（the MOS item short form health survey，SF-36）是在 1988 年 Stewartse 研制的医疗结局研究量表的基础上，由美国医学结局研究组修订而成。1991 年浙江大学医学院社会医学教研室翻译了中文版的 SF-36，在国内已经得到较好的信度效度检验，用于评估被调查者的生活质量。

SF-36 具体包括 36 条问题选项，分别从生理功能（physical functioning，PF）、生理职能（role-physical，RP）、躯体疼痛（body pain，BP）、一般健康状况（general health，GH）、精力（vitality，VT）、社会功能（social functioning，SF）、情感职能（role-emotional，RE）、精神健康（mental health，MH）等 8 个维度评估前庭障碍患者的生活质量。此外，SF-36 还有另一项健康指标——健康变化（repored health transition，HT），用于评价过去 1 年内健康状况的总体变化。SF-36 的内容和赋值详见附录 5。

二、平衡站立测试评估

（一）闭目直立试验

闭目直立试验（Romberg test）也称 Romberg 试验、昂白试验。受试者双脚并拢，头保持正位，直立，双臂前伸，先睁眼直视前方，站稳后闭眼，睁眼、闭眼各测试 30s，观察受试者有无摇晃和倾倒。正常人无倾倒，前庭系统病变者可向眼震慢相侧倾倒。

（二）强化 Romberg 试验

如果患者可以顺利完成闭目直立试验，没有跌倒，可以接着进行强化 Romberg 试验（sharpened Romberg test）。试验要求患者以一足之足跟置于另一足之脚趾之前，双足成一直线站立，头位正位，直立，双臂前伸，先睁眼直视前方，站稳后闭眼；然后更换双脚前后位置；各观察 30s，观察方法同上。

（三）单腿站立试验

单腿站立试验是患者单腿站立，另一条腿抬起，不碰触承重腿，闭目站立。承重腿和手臂都不能移动。然后再交换左右脚，使用另一脚站立，记录每次姿势维持的时间。注意同一个患者在多次测试时都要保持测试条件完全一致,结果才有可比性。

前庭障碍患者控制姿势有困难,会提前放下另一条腿。

(四)感觉统合临床站立平衡测试

Brandt 让患者睁、闭眼站立于泡沫垫之上,颈部拉伸,进行前庭康复训练,5 天后发现患者的姿势摇摆得到改善。在此工作基础之上,逐渐发展出了感觉统合临床站立平衡测试(clinical test of sensory integration and balance,CTSIB),以测试视觉、前庭觉和本体感觉在姿势控制中的作用。

CTSIB 在 3 种不同的视觉条件下,分别请患者立于平坦稳定表面和会变形的泡沫垫上,测试其姿势维持时间、姿势摆动的次数、角度以及有无跌倒。

CTSIB 的表现可以用来评估前庭障碍的患者、老年人、周围神经病患者跌倒的风险,有助于设计出适合患者的康复训练程序。

(五)动态姿势图描记

动态姿势图描记(computerized dynamic posturography,CDP)的设计原理是认为人体在一定时间内,重心前后晃动幅度越小,人体姿态平衡能力就越强。正常人的重心位于下腹部,踝关节前部,当人向前或向后偏移时,人体重心的垂线在足的支持区域内移动,重心偏移的最大角度为 12.5°,超过这一限度,人就会摔倒。

CDP 测试包括感觉整合测试(sensory organization test,SOT)和运动协调能力测试(motor control test,MCT)2 种。SOT 测定视觉、前庭觉和本体感觉对平衡的影响。MCT 则是通过各项干扰性运动,测定姿势反应和运动的总体协调性。

CDP 对于制订康复计划的帮助主要体现在以下方面。

1. 提供脑功能信息。Keim 报道中枢前庭障碍的患者普遍 SOT 得分异常,提示 SOT 对脑功能障碍的诊断优于周围性前庭障碍的诊断。

2. 鉴别诈病。姿势测试时,如果患者前后表现不一致,或者存在某些非生理性行为,CDP 可以将其鉴别出来。

3. 和 CTSIB 得分呈一定相关性,评估患者的跌倒风险。

三、步态评估

(一)步速

前庭障碍患者往往会降低步速(gait speed)。通常受试者被要求行走 5m,再用秒表测得受试者走过这一定的距离所用的时间,步速 = 距离 / 时间,低于 0.56m/s 为异常。测试时可以借助拐杖等辅助工具。如果患者无法走那么远,就可以缩短测试距离,直到他能够以正常步速完成,才开始测试。

还可以要求前庭功能障碍患者常做加速、减速行走,观察其行走时是否有"僵硬步态"(stiff gait)等典型临床表现。有时还会伴有微小的躯体和头部的转动,特别是在转身时。

(二)计时起立 - 步行试验

计时起立 - 步行试验(timed "up and go" test,TUG)用于评估患者前庭功能随时间的改变、跌倒的风险、日常生活能力。

　　检查者要求受试者从一把椅子上站起，走 3m，转身，回来，再坐回椅子上，总过程计时。受试者起身时可以借助扶手，行走时可以借助其他辅具。Whitney 等人测试前庭障碍患者平均 TUG 测试时间为 12s，提示行走时步态不稳。

　　TUG 测试时间可以预示跌倒风险：前庭障碍患者，如果 TUG 测试时间＞13.5s，在过去 6 个月内有过跌倒的风险为正常人的 3.7 倍；如果 TUG 测试时间＞11.1s，则升高为 5 倍。

（三）动态步态指数

　　动态步态指数（dynamic gait index，DGI）主要用于记录动态步态，帮助临床医生评估前庭障碍患者跌倒风险。Shumway-Cook 和 Woollacott 首先公开发表了这种测试方法，DGI 包括 8 个行走任务（DGI-8）：①行走；②以不同速度行走；③边摇头（yaw head movements）边行走；④边上、下点头（仰俯角）（pitch head movements）边行走；⑤跨过物体行走；⑥绕着物体行走；⑦根据命令行走、转身、迅速停止；⑧上、下台阶行走。每一项在 0～3 计分，0 分表示无法完成任务，或者难以停止；3 分表示正常。总得分为 0～24 分。完成 DGI 测试需要 5～10min。近年来，Wollacott 等人改进了 DGI-8，以提高它的测试能力。

　　前庭障碍患者 DGI 测试≤19 分，提示跌倒风险很大。

　　Marchetti 和 Whitney 设计了 1 种 4 项 DGI（DGI-4）替代原来 DGI-8，更节约时间，即：①在水平面行走；②变速行走；③在偏航角平面（围绕 Y 轴旋转），边摇头（yaw head movements）边行走；④在仰俯角平面（围绕 X 轴旋转），边摇头（pitch head movements），边行走。

　　类似方法还有功能步态评估（functional gait assessment，FGA）等。

（李晓璐）

扫一扫，测一测

参考文献

1. MOLLER A R. Textbook of tinnitus[M]. London: Springer, 2011: 45-461.

2. ANARI M, AXELSSON A, ELIASSONA A, et al. Hypersensitivity to sound questionnaire data, audiometry and classification[J]. Scand Audiol, 1999, 28(4): 219-230.

3. ATTIAS J, RAVEH E, BEN-NAFTALI N F, et al. Hyperactive auditory efferent system and lack of acoustic reflexes in Williams syndrome[J]. J Basic Clin Physiol Pharmacol, 2008, 19(3-4): 193-207.

4. BAGULEY D M. Hyperacusis[J]. J R Soc Med, 2003, 96(12): 582-585.

5. BLASING L, GOEBEL G, FLOTZINGR U, et al. Hypersensitivity to sound in tinnitus patients: an analysis of a construct based on questionnaire and audiological data[J]. Int J Audiol, 2010, 49: 518-526.

6. COELHA C, SANCHEZ T. Hyperacusis and tinnitus in children: Prevalence and risk factors[J]. Otolaryngol Head Neck Surg, 2004, 131(7): 263-263.

7. BAGULEY D, MCFERRAN D, HALL D. Tinnitus[J]. Lancet, 2013, 382(9904): 1600-1607.

8. TUNKEL D E, BAUER C A, SUN G H, et al. Clinical practice guideline: tinnitus [J]. Otolaryngol Head Neck Surg, 2014, 151(2 Suppl): S1-S40.

9. COLE E, FLEXER C. Children with hearing loss developing listening and talking-birth to six[M]. 2nd edition. Brisbane: Plural Publishing Inc, 2011.

10. ELIZABETH M F, SUZANNE P D. Pediatric audiologic rehabilitation—from infancy to adolescence[M]. New York: Thieme Medical Publishers Inc, 2013.

11. FORMBY C, SHERLOCK L P, GOLD S L. Adaptive plasticity of loudness induced by chronic attenuation and enhancement of the acoustic background[J]. J Acoust Soc Am, 2003, 114(1): 55-58.

12. HADJIPAVLOR G, BAER S, LAU A, et al. Selective sound intolerance and emotional distress: what every clinician should hear[J]. Psychosom Med, 2008, 70(6): 739-740.

13. Kitson H N. Mental Health and Deafness[J]. London and Philadelphia: Whurr Publishers, 2000: 192-201.

14. HENRY J A, DENNIS K C, SCHECHTER M A. General review of tinnitus: prevalence, mechanisms, effects, and management[J]. JSLHR, 2005, 48(5): 1204-1235.

15. HENRY J A, ZAUGG T L, SCHECHTER M A. Clinical guide for audiologic tinnitus management II: Treatment[J]. Am J Audiol, 2005, 14(1): 49-70.

16. JASTREBOFF M M, JASTREBOFF P J. Decreased sound tolerance and tinnitus retraining therapy (TRT)[J]. Australian and New Zealand Journal of Audiology, 2002, 24(2): 74-84.

17. DAMMEYER J. Psychosocial development in a Danish population of children with cochlear implants and deaf and hard-of-hearing children[J]. Deaf Stud Deaf Educ. 2010, 15(1): 50-58.

18. JIANG D，李刚，赖琳玲. 恐声症：鉴别和患病率 [J]. 中国听力语言康复科学杂志，2008，（6）：56-57.

19. JONES T，JONES K，EWING K. Students with multiple disabilities, in Deaf Learners//MOORES D，MARTIN D. Developments in curriculum and instruction[M]. Washington: Gallaudet University Press，2006.

20. KATZENELL U，SEGAL S. Hyperacusis: review and clinical guidelines[J]. Otol Neurotol，2001，22（3）：321-326.

21. KHALFA S，DUBAL S，VEUILLET E，et al. Psychometric normalization of a hyperacusis questionnaire[J]. ORL J Otorhinolaryngol Relat Spec，2002，64（6）：436-442.

22. KIRK K I，PISONI D B，OSBERGER M J. Lexical effects on spoken word recognition by pediatric cochlear implant users[J]. Ear Hear，1995，16（5）：470-481.

23. LANGERS D R，VAN DIJK P，SCHOENMAKER E S，et al. fMRI activation in relation to sound intensity and loudness[J]. Neuroimage，2007，35（2）：709-718.

24. LANGGUTH B，KREUZER P M，KLEINJUNG T，et al. Tinnitus: causes and clinical management[J]. Lancet Neurology，2013，12（9）：920-930.

25. LEDERBERG A M，EVERHART V S. Conversation between deaf children and their hearing mothers[J]. Pragmatic and dialogic Characteristics，2002，5（4）：303-322.

26. MAK，Halliday. 婴儿童的语言 [M]. 北京：北京大学出版社，2007.

27. MEADOW-ORLANS K P. Meadow-Kendall Social-Emotional Assessment Inventory for deaf and hearing impaired students[M]. Washington DC.: Gallaudet University Press，1983.

28. TYE-MURRAY N. Foundations of Aural Rehabilitation Children，Adults，and Their Family Members. 5th ed. Brisbane: Plural Publishing，Inc.: 2018.

29. JASTREBOFF P J，HAZELL J W P. Tinnitus retraining therapy: implementing the neurophysicological model[M]. Cambridge: Cambridge University Press，2004.

30. CATTELL R. 儿童语言发展 [M]. 新北：心理出版社，2006.

31. ROBBINS A M，RNESHAW J J，BERRY S W. Evaluating meaningful auditory integration in profoundly hearing-impaired children[J]. Am J Otol，1991，12 Suppl: 144-150.

32. TYLER R S. Tinnitus handbook[M]. Thomson Delmar Learning，New York: Clifton Park，2000.

33. TYLER R S. Tinnitus treatment: clinical protocols[M]. New York: Thieme，2006.

34. SAHLEY T L，NODAR R H，MUSIEK F E. Endogenous dynorphins: possible role in peripheral tinnitus[J]. Int Tinnitus J，1999，5（2）：76-91.

35. SNOW J B. Tinnitus: theory and management[M]. Hanmilton: Pmph Bc Decker，2004.

36. FOSTER-COHEN S H. An Introduction to Child Language Development（儿童语言发展引论）[M]. 北京：外语教学与研究出版社，2002.

37. VERNON J A. Hyperacusis: Testing，treatments and a possible mechanism[J]. Australian and New Zealand Journal of Audiology，2002，2：68-73.

38. WANG J，DING D，SALVI R J. Functional reorganization in chinchilla inferior colliculus associated with chronic and acute cochlear damage[J]. Hear Res，2002，168（1-2）：238-249.

39. ESTABROOKS W. Auditory-Verbal Therapy for Parents and Professionals，（Chapter1），Printed by Alexander Graham Bell Association for the Deaf，Inc.，1994.

40. 威廉. 特殊需要儿童教育导论：第 8 版 [M]. 肖非，译. 北京：中国轻工业出版社，2007.

41. YUEN K C，LUAN L，LI H，et al. Development of the computerized Mandarin Pediatric Lexical Tone and

Disyllabic-Word Picture Identification Test in noise（MAPPID-N）[J]. Cochlear Implants Int，2009，10 Suppl 1：138-147.

42. ZHU M M，WANG X S，FU Q J. Development and validation of the Mandarin disyllable recognition test[J]. Acta Oto-Laryngologica，2012，132（8）：855-861.

43. 陈艾婷，郗昕，赵乌兰，等. 噪声下言语识别速测表（Quick SIN）普通话版的编制 [J]. 中国听力语言康复科学杂志，2010，8（4）：27-30.

44. 陈陈. 家庭教养方式研究进程透视 [J]. 南京师范大学学报（社会科学版），2006，（6）：95-103，109.

45. 陈雪清，王靓，孔颖，等. 用有意义听觉整合量表评估儿童人工耳蜗植入后听觉能力 [J]. 中华耳鼻咽喉头颈外科杂志，2006，41（2）：112-115.

46. 陈振声，段吉茸. 老年人听觉康复 [M]. 北京：北京出版社，2010.

47. 陈振声，韩睿，李炬. 听障老年人的助听器验配 [J]. 中国听力语言康复科学杂志，2007，36（5）：14-16.

48. 陈振声. 老年听力障碍者的辅助器具选配 [J]. 中国听力语言康复科学杂志，2013，11（4）：250-253.

49. 黛安娜•帕帕拉，萨莉•奥尔茨，露丝•费尔德曼. 发展心理学——从生命早期到青春期（第 10 版）[M]. 李西营，译. 北京：人民邮电出版社，2013.

50. 第二次全国残疾人抽样调查办公室. 第二次全国残疾人抽样调查主要数据手册 [M]. 北京：华夏出版社，2007.

51. 刁明芳，孙建军. 听觉过敏 [J]. 听力学及言语疾病杂志，2009，17（6）：603-605.

52. 董瑞娟，刘博，彭晓霞，等. Nijmegen 人工耳蜗植入量表中文版信度和效度评价 [J]. 中华耳鼻咽喉头颈外科杂志，2010，45（10）：818-823.

53. 董瑞娟，王硕，周芸，等. 音乐评估系统 MuSIC 的正常值研究 [J]. 临床耳鼻咽喉头颈外科杂志，2013，27（13）：712-716.

54. MØLLER A R，LANGGUTH B，DEKIDDER D，等. 耳鸣 [M]. 韩朝，张剑宁，译. 上海：上海科学技术出版社，2015.

55. 高成华，梁巍. 为了聋儿的明天 [M]. 北京：新华出版社，2004.

56. 桂诗春. 新编心理语言学 [M]. 上海：上海外语教育出版社，2000.

57. 韩德民，许时昂. 听力学基础与临床 [M]. 北京：科学技术文献出版社，2004.

58. 韩德民. 新生儿及婴幼儿听力筛查 [M]. 北京. 人民卫生出版社，2003.

59. 何侃. 特殊儿童康复概论 [M]. 南京：南京师范大学出版社，2015.

60. 贺荟中. 听觉障碍儿童的发展与教育 [M]. 北京：北京大学出版社，2011.

61. 胡岢. 耳鸣 [M]. 北京：北京医科大学中国协和医科大学联合出版社，1994.

62. 胡向阳. 听障儿童全面康复 [M]. 北京：北京科学技术出版社，2012.

63. 胡向阳. 听障儿童听能管理手册 [M]. 北京：中国文联出版社，2011.

64. 黄丽娜，苏轼阁，刘莎，等. 中文广东话版与普通话版噪声下言语测试材料的开发 [J]. 中国耳鼻咽喉头颈外科，2005，12（1）：55-60.

65. 冀飞，郗昕. 汉语普通话噪声中听力测试材料在不同方言正常人中的应用研究 [J]. 听力学及言语疾病杂志，2006，14（6）：413-415.

66. 孔维佳. 耳鼻咽喉头颈外科学 [M]. 2 版. 北京：人民卫生出版社，2010.

67. 雷江华. 听觉障碍学生唇读的认知研究 [M]. 北京：中国社会科学出版社，2009.

68. 李明，张剑宁. 2014 年美国《耳鸣临床应用指南》解读 [J]. 听力学及言语疾病杂志，2015，23（2）：112-115.

69. 李明，黄娟. 耳鸣诊治的再认识 [J]. 中华耳鼻咽喉头颈外科杂志，2009，44（8）：701-704.

70. 李明，王洪田 . 耳鸣诊治新进展 [M]. 2 版 . 北京：人民卫生出版社，2016.

71. 李宇明 . 儿童语言的发展 [M]. 武汉：华中师范大学出版社，2004.

72. 历才茂 . 从残疾人视角看社会福利的基础保障地位 [J]. 残疾人研究，2011，（1）：48-52.

73. 梁巍，卢晓月，王段霞，等 . 听障儿童全面康复质量评价指标体系的结构与变量 [J]. 中国听力语言康复科学杂志，2014，1（12）：1-3.

74. 梁巍 . 听力语言障碍儿童全面康复教育问答 [J]. 中国听力语言康复科学杂志，2011，（3）：62-65.

75. 梁巍 . 小儿听力语言康复与教育的实施途径 [J]. 中国听力语言康复科学杂志，2008，（6）：52-55.

76. 梁巍 . 听力训练 [J]. 中国听力语言康复科学杂志，2005，（1）：62-63.

77. 梁巍 . 听力语言康复专业教材（第十一册）听力语言康复专业指导教师手册 [M]. 北京：新华出版社，2004.

78. 梁巍 . 语言训练 [J]. 中国听力语言康复科学杂志，2005，（3）：55-56.

79. 林宝贵 . 语言障碍与矫治 [M]. 2 版 . 台北：五南图书出版公司，2009.

80. 林崇德 . 发展心理学 [M]. 2 版 . 北京：人民教育出版社，2009.

81. 林桂如 . 以家庭为中心的听觉障碍早期疗愈 - 听觉口语法理论与实务 [M]. 台北：心理出版社，2014.

82. 刘博，陈雪清，孔颖等 . 成人语后聋人工耳蜗植入者生活质量分析 [J]. 中华医学杂志，2008，88（22）：1550-1552.

83. 刘博，亓贝尔，KRENMAYR A，等 . 言语噪声下汉语普通话声调测试系统的编制 [J]. 中华耳鼻咽喉头颈外科杂志，2014，49（9）：733-735.

84. 刘润楠 . 中国手语构词研究 [M]. 北京：首都经济贸易大学出版社，2015.

85. 刘子夜，刘博，王硕，等 . 人工耳蜗植入者音乐感知能力的研究 [J]. 临床耳鼻咽喉头颈外科杂志，2012，26（22）：1053-1056.

86. 刘子夜，章昊，刘博，等 . 成人人工耳蜗植入者音乐旋律和音色感知研究 [J]. 中国听力语言康复科学杂志，2013，11（6）：434-437.

87. 龙墨 . 从美国教育听力学到我国听障儿童的听能管理 [J]. 中国听力语言康复科学杂志，2012，10（2）：142-144.

88. 卢晓月 . 听力语言康复专业教材 第八册 听障儿童言语康复技能 [M]. 北京：新华出版社，2004.

89. 罗琼，黄艳艳，冯艳梅，等 ."心爱飞扬"中文言语测听平台在儿童人工耳蜗术后言语识别测试中的应用 [J]. 中国听力语言康复科学杂志，2016，14（4）：266-267.

90. 马英娟 . 听能管理，从家长做起 [J]. 中国听力语言康复科学杂志，2014，（zl）：11-13.

91. 苗艳，韩睿 . 听力师在康复机构听能管理中的作用 [J]. 中国听力语言康复科学杂志，2012，10（4）：305-306.

92. 缪建东 . 家庭教育学 [M]. 北京：高等教育出版社，2009.

93. 彭珊岭，陈宝国 . 汉语儿童语言发展与促进 [M]. 北京：人民教育出版社，2008.

94. 亓贝尔，张宁，刘博，等 . 中文言语测听材料概述 [J]. 中华耳鼻咽喉头颈外科杂志，2012，47（7）：607-610.

95. 曲成毅，刘真英，张秀玲，等 . Hiskey-Nebraska 学习能力测验山西省城市常模第一次修订 [J]. 心理科学通讯，1989，（2）：45-47.

96. 邵茵，黄娟，李明 . 1240 例耳鸣患者的临床表现分析 [J]. 中华耳鼻咽喉头颈外科杂志，2009，44（8）：641-644.

97. 石颖，李永新，王顺成，等 . 开放式言语评估系统双音节材料在人工耳蜗植入者中等价性的初步分析 [J]. 听力学及言语疾病杂志，2015，23（5）：453-456.

98. 孙喜斌，梁巍 . 听力障碍儿童康复教学记录 [M]. 北京：华夏出版社，2006.

99. 孙喜斌 . 听觉功能评估标准及方法 [M]. 上海：华东师范大学出版社，2007.

100. 孙喜斌, 魏志云, 于丽玫, 等. 中国听力残疾人群现状及致残原因分析 [J]. 中华流行病学学杂志, 2008, 29 (7): 643-646.

101. 孙喜斌, 于丽玫, 曲成毅, 等. 中国听力残疾构成特点及康复对策 [J]. 中国听力语言康复科学杂志, 2008, (2): 21-24.

102. 孙喜斌. 第二次全国残疾人抽样调查听力残疾标准的制定 [J]. 中国听力语言康复科学杂志, 2007, (1): 10-13.

103. 孙喜斌. 中国残疾预防对策研究 [M]. 北京: 华夏出版社, 2008.

104. 孙喜斌. 0～3 岁听力障碍儿童听觉言语康复及效果评估 [J]. 中国听力语言康复科学杂志, 2016, 14 (3): 161-165.

105. 孙喜斌. 社区在耳聋预防及早期干预中的重要作用 [J]. 中国听力语言康复科学杂志, 2004, 3 (2): 52-54.

106. 孙喜斌. 听力障碍儿童听觉能力评估标准及方法 [M]. 北京: 三辰影库音像出版社, 2009.

107. 孙喜斌. 听障儿童康复听力学 [M]. 北京: 新华出版社, 2004.

108. 孙喜斌. 听障儿童早期干预支持体系和技术体系的建立 [J]. 中国听力语言康复科学杂志, 2014, 12 (1): 1-4.

109. 王海梅, 龙江, 王丽燕. 父母教养方式与听障儿童自我意识的相关研究 [J]. 中国听力语言康复科学杂志, 2009, (5): 57-59.

110. 王慧琴, 曲成毅, 边红, 等. Griffith 精神发育量表 (5～7 岁) 山西省城市常模修订 [J]. 山西医科大学学报, 2001, 32 (06): 502-505.

111. 王慧琴, 曲成毅, 赵树平, 等. Griffith 精神发育量表在山西 0～7 岁儿童中的修订 [J]. 中国心理卫生杂志, 2007, 21 (10): 700-703.

112. 王树峰, 郗昕. 助听器验配师 [M]. 北京: 中国劳动保障出版社, 2009.

113. 王顺成, 石颖, 李永新, 等. 开放式言语评估系统短句材料在人工耳蜗植入者中等价性的初步分析 [J]. 听力学及言语疾病杂志, 2013, 21 (3): 278-281.

114. 王忠植, 张小伯. 耳鼻咽喉科治疗学 [M]. 北京: 北京医科大学中国协和医科大学联合出版社, 1997.

115. 郗昕, 黄高扬, 冀飞, 等. 计算机辅助的中文言语测听平台的建立 [J]. 中国听力语言康复科学杂志, 2010, (4): 31-34.

116. 徐天秋, 陈雪清, 王红. 使用普通话听力正常婴幼儿听觉能力发育规律的研究 [J]. 中华耳鼻咽喉头颈外科杂志, 2013, 48 (11): 908-912.

117. 杨晓娟. 希 - 内学习能力测验中国 3-7 岁儿童常模修订 [J]. 中国临床心理学杂志, 2011, (02): 195-197.

118. 余力生. AWMF 指南目录: 耳鸣 [J]. 听力学及言语疾病杂志, 2013, 21 (06): 571-573.

119. 张华, 王硕, 陈静, 等. 普通话言语测听材料 [J]. 中国听力语言康复科学杂志, 2006, 37 (6): 16-18.

120. 张华. 助听器 [M]. 北京: 人民卫生出版社, 2003.

121. 张剑宁, 李明. 耳鸣的诊治及其与听觉系统外疾病的关系 [J]. 中华全科医师杂志, 2016, 15 (11): 822-827.

122. 张宁, 刘莎, 盛玉麒, 等. 普通话儿童词汇相邻性多音节词表编制研究 [J]. 中华耳科学杂志, 2008, 6 (1): 30-34.

123. 张宁, 盛玉麒, 刘莎, 等. 普通话儿童词汇相邻性单音节词表的编制 [J]. 听力学及言语疾病杂志, 2009, 17 (4): 313-317.

124. 赵寄石, 楼必生. 学前儿童语言教育 [J]. 北京: 人民教育出版社, 2003.

125. 中华耳鼻咽喉头颈外科杂志编辑委员会耳科专业组. 2012 耳鸣专家共识及解读 [J]. 中华耳鼻咽喉头颈外科杂志, 2012, 47 (9): 709-712.

126. 中华人民共和国国家质量监督检验检疫总局，中国国家标准化管理委员会. 残疾人残疾分类和分级 GB/T26341—2010 残疾人残疾分类和分级 [M]. 北京：中国标准出版社，2011.

127. 中华人民共和国卫生部. 新生儿疾病筛查管理办法（卫生部令 64 号）[R/OL].（2009-03-05）[2023-09-25]. https://www.gov.cn/zhengce/2009-03/05/content_2603188.htm.

128. 周志强，隋文清，田宝. 家长心理资本、参与程度对听障儿童康复效果的影响 [J]. 中国康复理论与实践，2012，18（5）：478-481.

129. 朱迪斯. 特殊需要婴幼儿评估的实践指导 [M]. 方俊明，钱文，刘明，译. 上海：华东师范大学出版社，2005.

130. COX R M, ALEXANDER G C. Measuring satisfaction with amplification in daily life: the SADL scale[J]. Ear Hear, 1999, 20（4）: 306-320.

131. 李玉玲，张华，张建一，等. 日常生活助听满意度问卷中文版复测信度评估 [J]. 临床耳鼻咽喉头颈外科杂志，2013，27（16）：874-876.

132. 李玉玲，张华，陈雪清，等. 开放式与非开放式助听器验配效果的比较 [J]. 中国耳鼻咽喉头颈外科，2009，16（12）：679-681.

133. SHI L F, DOHERTY K A, KORDAS T M, et al. Short-term and long-term hearing aid benefit and user satisfaction: a comparison between two fitting protocols[J]. J Am Acad Audiol, 2007, 18（6）: 482-495.

134. URIARTE M, DENZIN L, DUNSTAN A, et al. Measuring hearing aid outcomes using the Satisfaction with Amplification in Daily Life（SADL）questionnaire: Australian data[J]. J Am Acad Audiol, 2005, 16（6）: 383-402.

135. NILSSON M, SOLI S D, SULLIVAN J A. Development of the hearing in noise test for the measurement of speech reception thresholds in quiet and in noise[J]. J Acoust Soc Am, 1994, 95（2）: 1085-1099.

136. WONG L L, SOLI S D, LIU S, et al. Development of the Mandarin Hearing In Noise Test（MHINT）[J]. Ear Hear, 2007, 28（2 Suppl）: 70s-74s.

137. 张宁，刘莎，徐娟娟，等. 语前聋人工耳蜗植入儿童开放式听觉言语能力评估 [J]. 听力学及言语疾病杂志，2010，18（4）：381-384.

138. VAILLANCOURT V, LAROCHE C, GIGUERE C, et al. Establishment of age specific normative data for the Canadian French version of the hearing in noise test for children[J]. Ear Hear, 2008, 29（3）: 325-329.

139. 张宁，刘莎，徐娟娟，等. 儿童版普通话噪声下言语测试年龄特异性校准因子的建立 [J]. 听力学及言语疾病杂志，2012，20（2）：97-101.

140. JACOBSON G P, SHEPARD N T. Balance function assessment and management[M]. 2nd Edition. San Diego: Plural Publishing, 2014.

141. 黄选兆，汪吉宝，孔维佳. 实用耳鼻咽喉头颈外科学. 2 版. 北京：人民卫生出版社，2010.

142. 李晓璐，卜行宽，巴林，等. 实用眼震电图和眼震视图检查 [M]. 2 版. 北京：人民卫生出版社，2015.

143. 赫德曼. 前庭康复：前庭系统疾病诊断与治疗：第 2 版 [M]. 王尔贵，吴子明，译. 北京：人民军医出版社，2004.

144. 姜泗长，顾瑞，王正敏. 耳科学 [M]. 2 版. 上海：上海科学技术出版社，2002.

145. 韩东一，翟所强，韩维举. 临床听力学 [M]. 2 版. 北京：中国协和医科大学出版社，2008.

146. 卡茨. 临床听力学：第 5 版 [M]. 韩德民，译. 北京：人民卫生出版社，2006.

147. 戈贝尔. 实用眩晕诊治手册：第 2 版 [M]. 韩朝，王璟，译. 上海：上海科学技术出版社，2013.

附　　录

附录1　日常生活助听满意度问卷(SADL)

姓名：　　　　　　　　　　　性别：

年龄：　　　　　　　　　　　选配日期：

填表须知

以下所列问题是您对自己所配助听器的意见,请选出一个可以代表最近2周配戴助听器感受的选项(**注意：第2、4、7和13题的询问方式与其他问题相反**)。

选项说明：　A　一点儿也不　　B　一点儿　　　C　有些　　　　D　中度　　　E　较大

　　　　　　F　很大　　　　　G　极大　　　(A-G,程度依次增强)

问卷正文

1. 与不戴助听器相比,戴助听器在帮您理解跟您最常交流的人方面**有多大作用?**

   A 一点儿也不　　B 一点儿　　C 有些　　D 中度　　E 较大　　F 很大　　G 极大

2. 当助听器接收到的其他杂音干扰您想听的声音时,您为此**感到烦恼吗?**

   A 一点儿也不　　B 一点儿　　C 有些　　D 中度　　E 较大　　F 很大　　G 极大

3. 您认为选配助听器对您来讲很**重要吗?**

   A 一点儿也不　　B 一点儿　　C 有些　　D 中度　　E 较大　　F 很大　　G 极大

4. 您认为佩戴助听器使人们**更容易注意到**您有听力障碍吗?

   A 一点儿也不　　B 一点儿　　C 有些　　D 中度　　E 较大　　F 很大　　G 极大

5. 您认为配戴助听器**减少了**您要求别人重复的次数吗?

   A 一点儿也不　　B 一点儿　　C 有些　　D 中度　　E 较大　　F 很大　　G 极大

6. 与所带来的麻烦(每天摘戴、换电池等)相比您认为您的**助听器值得吗?**

   A 一点儿也不　　B 一点儿　　C 有些　　D 中度　　E 较大　　F 很大　　G 极大

7. 为防止助听器啸叫而导致助听器音量不够大,您会为此而**烦恼吗?**

   A 一点儿也不　　B 一点儿　　C 有些　　D 中度　　E 较大　　F 很大　　G 极大

8. 您对助听器的外观**满意吗?**

   A 一点儿也不　　B 一点儿　　C 有些　　D 中度　　E 较大　　F 很大　　G 极大

9. 配戴助听器**增加了**您的自信心吗?

   A 一点儿也不　　B 一点儿　　C 有些　　D 中度　　E 较大　　F 很大　　G 极大

10. 您从助听器中听到的声音**音质自然吗?**

    A 一点儿也不　　B 一点儿　　C 有些　　D 中度　　E 较大　　F 很大　　G 极大

11. 助听器在接听电话(没有放大装置)方面有**帮助吗?**

    (如果不戴助听器也可以很好地接听电话请选这里□)

    A 一点儿也不　　B 一点儿　　C 有些　　D 中度　　E 较大　　F 很大　　G 极大

12. 您认为为您选配助听器的工作人员**称职吗?**

    A 一点儿也不　　B 一点儿　　C 有些　　D 中度　　E 较大　　F 很大　　G 极大

13. 您认为别人发现您佩戴助听器会觉得您的**能力不行吗?**

    A 一点儿也不　　B 一点儿　　C 有些　　D 中度　　E 较大　　F 很大　　G 极大

14. 助听器的价格对您来说是**可接受的吗?**

    A 一点儿也不　　B 一点儿　　C 有些　　D 中度　　E 较大　　F 很大　　G 极大

15. 您对您的助听器的质量**满意吗**(多久需要修一次)?

    A 一点儿也不　　B 一点儿　　C 有些　　D 中度　　E 较大　　F 很大　　G 极大

附录2　耳鸣障碍评估量表

姓名：　　　　性别：　　　　年龄：　　　　耳鸣侧别：　　　　病程：

利手：　　　　职业：　　　　日期：　　　　测试者：

该量表的目的是帮助你识别耳鸣可能给你带来的困扰。请选择"是""有时"或"不"。不要跳过任何一个问题。

		是	有时	不
1F	耳鸣会让你难以集中注意力吗？	☐	☐	☐
2F	耳鸣声会影响你听他人的声音吗？	☐	☐	☐
3E	耳鸣声会使你生气吗？	☐	☐	☐
4F	耳鸣声会使你感到困惑吗？	☐	☐	☐
5C	耳鸣会让你感到绝望吗？	☐	☐	☐
6E	你是否经常抱怨耳鸣？	☐	☐	☐
7F	耳鸣声会影响你入睡吗？	☐	☐	☐
8C	你是否觉得自己无法摆脱耳鸣？	☐	☐	☐
9F	耳鸣声是否影响你享受社会活动（比如外出就餐、看电影等）？	☐	☐	☐
10E	耳鸣是否让你有挫折感？	☐	☐	☐
11C	耳鸣是否让你觉得患了很严重的疾病？	☐	☐	☐
12F	耳鸣是否影响你享受生活？	☐	☐	☐
13F	耳鸣是否干扰你的工作或家庭责任？	☐	☐	☐
14E	耳鸣有没有使你易发火？	☐	☐	☐
15F	耳鸣有没有影响你阅读？	☐	☐	☐
16E	耳鸣有没有让你很沮丧？	☐	☐	☐
17E	你是否认为耳鸣让你和你的家人及朋友关系紧张？	☐	☐	☐
18F	你是否很难不去想耳鸣而做其他事情？	☐	☐	☐
19C	你是否认为无法控制耳鸣？	☐	☐	☐
20F	耳鸣是否让你很疲倦？	☐	☐	☐
21E	耳鸣是否让你感到压抑？	☐	☐	☐
22E	耳鸣是否让你感到焦虑？	☐	☐	☐
23C	你是否感到再也不能忍受耳鸣了？	☐	☐	☐
24F	当你有压力的时候耳鸣是否会加重？	☐	☐	☐
25E	耳鸣是否让你没有安全感？	☐	☐	☐

F　功能性评分：　　　　C　严重性评分：　　　　E　情感评分：　　　　总分：

如选择"是"，记为4分，"有时"记为2分，"无"记为0分。

附录3　耳鸣严重程度评估量表

左耳鸣,右耳鸣,双耳鸣,颅鸣　左、右利手存在耳鸣吗? 否=0分;是(回答以下问题)	1	2	3	4	5
1. 你在什么环境下能听到耳鸣? 安静环境=1分;一般环境=2分; 任何环境=3分。					
2. 你的耳鸣是间歇性或者持续性的? 间歇时间大于持续时间=1分; 持续时间大于间歇时间=2分; 持续性=3分。					
3. 耳鸣影响你的睡眠吗? 不影响=0分;　有时影响=1分; 经常影响=2分;几乎每天都影响=3分。					
4. 耳鸣妨碍你的学习和工作吗? 不妨碍=0分;　有时妨碍=1分; 经常妨碍=2分;几乎每天都妨碍=3分。					
5. 耳鸣使你感到心烦吗? 无心烦=0分;　有时心烦=1分; 经常心烦=2分;几乎每天都感到心烦=3分。					
6. 你自己对耳鸣影响程度如何评分?					
总　评　分					
耳鸣分级					
疗效评估					
日　　　期					

耳鸣级别评估: 1级:≤6分;2级:7~10分;3级:11~14分;4级:15~18分;5级:19~21分。

耳鸣疗效评估: 痊愈:耳鸣消失,且伴随症状消失,随访1个月无复发;

显效:耳鸣程度降低2个级别以上(含2个级别);

有效:耳鸣程度降低1个级别;

无效:耳鸣程度无改变。

附录4　眩晕障碍量表(DHI)

项目	是	否	有时
1　向上看会加重眩晕或平衡障碍吗?			
2　您是否会因为眩晕或平衡障碍而感到失落?			
3　是否会因为眩晕或平衡障碍而限制您的工作或休闲旅行?			
4　在超市货架过道中行走会加重眩晕或平衡障碍吗?			
5　是否会因为眩晕或平衡障碍,使您上下床困难?			
6　是否会因为眩晕或平衡障碍限制了您的社交活动,比如外出晚餐、看电影、跳舞或聚会?			
7　是否会因为眩晕或平衡障碍使您阅读有困难?			
8　进行剧烈活动时,比如运动、跳舞;或者做家务,比如扫除,放置物品会加眩晕或平衡障碍吗?			
9　是否会因为眩晕或平衡障碍,使您害怕在没有人陪伴时独自在家?			
10　是否会因为眩晕或平衡障碍,使您在他人面前感到局促不安?			
11　做快速的头部运动是否会加重眩晕或平衡障碍?			
12　是否会因为眩晕或平衡障碍而恐高?			
13　在床上翻身会加重眩晕或平衡障碍吗?			
14　是否会因为眩晕或平衡障碍,而使您做较重的家务或体力劳动时感到困难?			
15　是否会因为眩晕或平衡障碍,而使您害怕别人误认为您喝醉了?			
16　是否会因为眩晕或平衡障碍,使您无法独立完成工作?			
17　在人行道上行走会加重眩晕或平衡障碍吗?			
18　眩晕或平衡障碍是否使您很难集中精力?			
19　眩晕或平衡障碍是否使您夜间在房间里行走困难?			
20　是否会因为眩晕或平衡障碍,而害怕独自在家?			
21　是否会因为眩晕或平衡障碍,而感到身有残疾?			
22　是否会因为眩晕或平衡障碍给您与家人或朋友的关系带来压力?			
23　是否会因为眩晕或平衡障碍而感到沮丧吗?			
24　眩晕或平衡障碍,是否已经影响到了您的工作或家庭责任?			
25　弯腰会加重眩晕或平衡障碍吗?			

附录5　生活质量评估量表(SF-36)

1. 总体来讲,您的健康状况是:

问题描述	极好	非常好	好	一般	差
赋值	□ 5	□ 4.4	□ 3.4	□ 2	□ 1

2. 与1年以前相比,您觉得自己的健康状况是:

问题描述	比1年前好多了	比1年前好一些	与1年前差不多	比1年前差一些	比1年前差多了
赋值	□ 1	□ 2	□ 3	□ 4	□ 5

3. 以下这些问题都和日常活动有关。请您想一想,您的健康状况是否限制了这些活动? 如果有限制,程度如何?

问题描述	赋值		
	限制很大	有些限制	毫无限制
3.1 重体力活动,如跑步举重、参加剧烈运动等:	□ 1	□ 2	□ 3
3.2 适度的活动,如移动一张桌子、扫地、打太极拳、做简单体操等:	□ 1	□ 2	□ 3
3.3 手提日用品,如买菜、购物等:	□ 1	□ 2	□ 3
3.4 上几层楼梯:	□ 1	□ 2	□ 3
3.5 上一层楼梯:	□ 1	□ 2	□ 3
3.6 弯腰、屈膝、下蹲:	□ 1	□ 2	□ 3
3.7 步行1 500m以上的路程:	□ 1	□ 2	□ 3
3.8 步行1 000m的路程:	□ 1	□ 2	□ 3
3.9 步行100m的路程:	□ 1	□ 2	□ 3
3.10 自己洗澡或穿衣:	□ 1	□ 2	□ 3

4. 在过去4周,您的工作和日常活动有无因为身体健康的原因而出现以下这些问题?

问题描述	赋值	
	是	不是
4.1 减少了工作或其他活动时间:	□ 1	□ 2
4.2 本来想要做的事情只能完成一部分:	□ 1	□ 2
4.3 想要干的工作或活动种类受到限制:	□ 1	□ 2
4.4 完成工作或其他活动困难增多(例如需要额外的努力):	□ 1	□ 2

5. 在过去 4 周,您的工作和日常活动有无因为情绪的原因(例如压抑或忧虑)而出现以下这些问题?

问题描述	赋值	
	是	不是
5.1 减少了工作或活动时间	□ 1	□ 2
5.2 本来想要做的事情只能完成一部分	□ 1	□ 2
5.3 干事情不如平时仔细	□ 1	□ 2

6. 在过去 4 周,您的健康或情绪不好在多大程度上影响了您与家人、朋友、邻居或集体的正常社会交往?

问题描述	完全没有影响	有一点儿影响	影响很大	中等影响	影响非常大
赋值	□ 5	□ 4	□ 3	□ 2	□ 1

7. 在过去 4 周,您有身体疼痛吗?

问题描述	完全没有疼痛	很轻微疼痛	轻微疼痛	中等疼痛	严重疼痛	很严重疼痛
编码	1	2	3	4	5	6
赋值	6	5.4	4.2	3.1	2.2	1

8. 在过去 4 周,您的身体疼痛影响了您的工作和家务吗?

问题描述	完全没有影响	有一点儿影响	中等影响	影响很大	影响非常大
编码	1	2	3	4	5

问题 8 计分视问题 7 作答的情况而定,如果对问题 7 和问题 8 均做了回答,计分为:

答案	问题 8 的编码	问题 7 的编码	问题 8 的计分
完全没有影响	1	1	6
完全没有影响	1	2～6	5
有一点儿影响	2	1～6	4
中等影响	3	1～6	3
影响很大	4	1～6	2
影响非常大	5	1～6	1

如果对问题 7 没有作答,问题 8 的计分为:

答案	编码	问题 8 的计分
完全没有影响	1	6
有一点儿影响	2	4.75
中等影响	3	3.5
影响很大	4	2.25
影响非常大	5	1

9. 以下这些问题是关于过去4周您自己的感觉,对每一条问题所说的事情,您的情况是什么样的?

问题描述	赋值					
	所有时间	大部分时间	比较多时间	一部分时间	小部分时间	没有这种感觉
9.1 您觉得生活充实	□ 6	□ 5	□ 4	□ 3	□ 2	□ 1
9.2 您是一个敏感的人	□ 1	□ 2	□ 3	□ 4	□ 5	□ 6
9.3 您的情绪非常不好,什么事都不能使您高兴起来	□ 1	□ 2	□ 3	□ 4	□ 5	□ 6
9.4 您的心里很平静	□ 6	□ 5	□ 4	□ 3	□ 2	□ 1
9.5 您做事精力充沛	□ 6	□ 5	□ 4	□ 3	□ 2	□ 1
9.6 您的情绪低落	□ 1	□ 2	□ 3	□ 4	□ 5	□ 6
9.7 您觉得筋疲力尽	□ 1	□ 2	□ 3	□ 4	□ 5	□ 6
9.8 您是个快乐的人	□ 6	□ 5	□ 4	□ 3	□ 2	□ 1
9.9 您感觉厌烦	□ 1	□ 2	□ 3	□ 4	□ 5	□ 6
9.10 健康状况不佳影响您的社会活动(如走亲访友)	□ 1	□ 2	□ 3	□ 4	□ 5	□ 6

10. 请看下列每一条问题,哪一种答案最符合您的情况?

问题描述	赋值				
	绝对正确	大部分正确	不能肯定	大部分错误	绝对错误
10.1 我好像比别人容易生病	□ 1	□ 2	□ 3	□ 4	□ 5
10.2 我跟周围人一样健康	□ 5	□ 4	□ 3	□ 2	□ 1
10.3 我认为我的健康状况在变坏	□ 1	□ 2	□ 3	□ 4	□ 5
10.4 我的健康状况非常好	□ 5	□ 4	□ 3	□ 2	□ 1

SF-36量表的8个维度和健康变化分别计分和得分换算,基本换算公式如下,得分越高,健康状况越好。

$$换算得分 = \frac{实际得分 - 该方面最低可能分数}{该方面最高可能分数 - 最低可能分数} \times 100$$

生理机能(问题3):$PF = \dfrac{问题3.1 \sim 3.10实际得分之和 - 10}{20} \times 100$

生理职能(问题4):$RP = \dfrac{问题4.1 \sim 4.4实际得分之和 - 4}{4} \times 100$

躯体疼痛(问题7、8):$BP = \dfrac{(问题7实际得分 + 问题8实际得分) - 2}{10} \times 100$

一般健康状况(问题1、问题10):$GH = \dfrac{(问题1实际得分 + 问题10.1 \sim 10.4实际得分之和) - 5}{20} \times 100$

精力（问题 9.1、9.5、9.7、9.9）：$VI = \dfrac{问题 9.1、9.5、9.7、9.9 实际得分之和 - 4}{20} \times 100$

社会功能（问题 6、问题 9.10）：$SF = \dfrac{（问题 6 实际得分 + 问题 9.10 实际得分）- 2}{8} \times 100$

情感职能（问题 5）：$RE = \dfrac{问题 5.1 \sim 5.3 实际得分之和 - 3}{3} \times 100$

精神健康（问题 9.2、9.3、9.4、9.6、9.8）：$MH = \dfrac{问题 9.2、9.3、9.4、9.6、9.8 实际得分之和 - 5}{25} \times 100$

健康变化（问题 2）：$HT = \dfrac{问题 2 实际得分 - 1}{4} \times 100$

索　引

145

Q

R

S

T

85